Mosaik bei
GOLDMANN

Buch

Ob Kopfschmerzen, Verspannungen, Prüfungsangst oder Stress: Mit EFT (Emotional Freedom Techniques) können Sie zahlreiche Probleme körperlicher oder emotionaler Natur selbst behandeln, indem Sie bestimmte Meridianpunkte abklopfen und so die Energie im Körper wieder zum Fließen bringen. Durch die Auflösung energetischer Blockaden erreichen Sie mit der EFT-Klopfakupressur schnelle und dauerhafte Erfolge. Der erfahrene EFT-Therapeut Horst Benesch gibt eine ausführliche Einführung in die Methode und untermauert die Wirksamkeit des Verfahrens durch zahlreiche positive Beispiele aus der Praxis. Alle Schritte sind leicht nachvollziehbar und werden durch Fotos und schematische Darstellungen illustriert. Darüber hinaus finden sich in diesem Buch auch Anregungen für die Anwendung in Partnerschaft, Beruf und Sport sowie ein EFT-Tagebuch für persönliche Eintragungen. Einfach klopfen und sich besser fühlen!

Autor

Horst Benesch studierte Sport und Psychologie und wurde in verschiedenen Verfahren der humanistischen Psychotherapie ausgebildet. Er arbeitet als Heilpraktiker (Psychotherapie), EFT-Therapeut, EFT-Trainer und Wohlstandscoach in eigener Praxis in München und gibt Kurse und Seminare im europäischen Raum. Näheres hierzu auf seinen Websites *www.eft-benesch.de* und *www.eft-kinder.de*. Oder wenden Sie sich direkt an:
Horst Benesch, Tel.: 0 89/37 48 89 28, E-Mail: kontakt@eft-benesch.de.

Von Horst Benesch außerdem bei Mosaik bei Goldmann
Frei von Allergie mit Klopfakupressur (17080)
Gesunde Kinder mit Klopfakupressur (17046)

Horst Benesch

Klopf dich gesund

- Blockaden lösen
- Schmerzfrei werden
  mit Klopfakupressur

Mosaik bei
GOLDMANN

An dieser Stelle möchte ich Gary Craig, dem Begründer von EFT, danken, dass er so freigiebig sein Material und Wissen zur Verfügung stellt und mir dadurch ermöglichte, dieses Buch zu verfassen.

FSC

Mix
Produktgruppe aus vorbildlich
bewirtschafteten Wäldern und
anderen kontrollierten Herkünften

Zert.-Nr. SGS-COC-001940
www.fsc.org
© 1996 Forest Stewardship Council

Verlagsgruppe Random House FSC-DEU-0100
Das für dieses Buch verwendete FSC-zertifizierte Papier
Classic 95 liefert Stora Enso, Finnland.

1. Auflage
Vollständige Taschenbuchausgabe Dezember 2010
Wilhelm Goldmann Verlag, München,
in der Verlagsgruppe Random House GmbH
© 2006 Kösel-Verlag, München,
in der Verlagsgruppe Random House GmbH
Umschlaggestaltung: Uno Werbeagentur, München
Umschlagmotiv links: FinePic®
Umschlagmotiv rechts: Corbis / © Tomas Rodriguez
Umschlagmotiv Mitte: Getty Images
Satz: Buch-Werkstatt GmbH, Bad Aibling
Druck und Bindung: GGP Media GmbH, Pößneck
KW · Herstellung: IH
Printed in Germany
ISBN 978-3-442-17215-3

www.mosaik-goldmann.de

Mauer

so weit

das

Auge

reicht

Und doch:

ein

Schritt

nach

vorne

nur ...

sie weicht!

Aus: Horst Benesch,
Stolpersteine auf dem Weg

Inhalt

Anhang

Einleitung

Marianne litt seit Jahren an asthmatischen Beschwerden, ein Atmen ohne Einschränkung war ihr nicht mehr möglich. Mithilfe der Anwendung der EFT-Methode war sie innerhalb von wenigen Minuten in der Lage, wieder tief und frei durchzuatmen, ein Zustand, den sie seit langem nicht mehr gekannt hatte und von dem sie auch nicht mehr erwartet hatte, ihn jemals wieder erleben zu dürfen. Umso tiefer war ihre innere Berührung über diese neugewonnene Freiheit, die ihr Freudentränen bescherte.

Neuem begegnet man gewöhnlich mit einer Portion Skepsis, wenn nicht sogar auch irrationaler Ablehnung, wenn dieses Neue nicht in die Schubläden bestehender und gewohnter Denk- und Erfahrungsmuster passt und diese auf den Kopf zu stellen scheint. Die Geschichte der Menschheit ist voller Beispiele für dieses Phänomen. Und dennoch, dieses Neue ist geboren, erhebt seine Stimme und verschafft sich zunehmend Aufmerksamkeit, denn Neues erweckt auch unsere Neugierde, unsere Gier nach Neuem. Ich bin mir sicher, dass diese junge Methode, *Emotional Freedom Techniques* (EFT™) genannt (im Folgenden nur noch EFT geschrieben), in diesem Spannungsverhältnis zwischen Neugierde und Ablehnung bestehen und durch seine nicht zu leugnenden Erfolge auch größere Skeptiker auf Dauer überzeugen wird.

Wie weit sind Sie bereit, Ihre gewohnten Muster fallen zu lassen? Muster darüber, wie die Welt funktioniert, wie sie zu sein hat, was möglich sein darf und was nicht sein kann? Die in diesem Buch dargestellte Methode wird Sie möglicherweise an Ihre Grenzen führen, mögen Sie noch so sehr davon überzeugt sein, ein aufgeklärter und offener Geist zu sein.

Auf meinem langen Weg durch das weite Feld der helfenden und heilenden Berufe bin ich immer wieder mit Neuem konfrontiert worden, das unabhängige, mutige und kreative Geister zu Tage förderten – darunter viel Wertvolles, das ich in meine Arbeit integrieren konnte. Ein wichtiger Aspekt dabei war stets, Möglichkeiten und Techniken zu finden und zu entwickeln, mit denen sich die Probleme meiner Klienten noch wirkungsvoller, effektiver und sanfter auflösen oder zumindest lindern ließen. Ich war in dieser Richtung schon ganz gut vorangekommen, indem ich zu einem Ansatz gelangte, der zunehmend die kreativen, imaginativen und intuitiven Fähigkeiten unserer rechten Gehirnhemisphäre in den Therapieprozess mit einbezog und bei dem eine Sichtweise Einzug hielt, die sich mit »Bioenergie« und deren Mechanismen von Störung und Gleichgewicht beschäftigte.

Dann begegnete ich EFT: Einerseits erkannte ich darin meine Energie-Sichtweise und das Bemühen um Effektivität und Simplizität wieder, doch die erstaunliche Einfachheit dieser Methode ließ mich meine eigenen Grenzen spüren. »Es kann doch nicht sein, dass es derart einfach und zugleich wirkungsvoll ist. Lediglich mit den eigenen Fingern Körperpunkte klopfen und ein paar Worte murmeln – das soll es in zahlreichen Fällen schon gewesen sein?«

Doch alle meine Zweifel lösten sich bald auf: Die Liste der erfolgreichen Berichte anderer sowie meine eigenen Versuche an mir selbst wie auch an Freunden, Bekannten, Verwandten und dann auch die kontinuierliche Anwendung bei Klienten ließen einfach keinen anderen Schluss zu:

Es ist so einfach und effektiv!

Wie sollte ich auch zu einem anderen Schluss kommen angesichts der Tatsache, dass ich selbst Zeuge war, wie sich auf erstaunlich einfache Weise und teils innerhalb weniger Minuten Kopfschmerz, Nackenschmerz, Herpesbrennen, Juckreiz, Atembeschwerden, Verspannungen, Ängste, Traumata und auch komplexere seelische und seelisch bedingte körperliche Symptome in nichts auflösten? Ja, meine Grenzen wurden getestet, und ich für meinen Teil habe aus meiner Sicht diesen Test bestanden – auch wenn sich immer noch durch ein winziges Hintertürchen eine leise Stimme Gehör verschaffen möchte: »*Das kann doch gar nicht sein, dass …*«

Ich lade Sie ein, liebe Leserin, lieber Leser, eine Methode kennen zu lernen, die es Ihnen ermöglicht, auf ganz simple Art und Weise und ohne theoretische Vorkenntnisse, lediglich mithilfe Ihrer eigenen Finger und Ihres gesunden Menschenverstands, einfache körperliche wie auch seelische Probleme selbst anzugehen und zu lösen. Mit dieser Methode steigen Ihre Chancen, Ihre Gesundheit, Ihr Wohlbefinden und Ihren persönlichen Erfolg im wahrsten Sinne des Wortes wieder selbst in die eigenen Hände nehmen zu können. Zwar ist nicht davon auszugehen, dass jedes Problem auf diese Weise zu lösen sein wird, da EFT jedoch ein breites Wirkungsspektrum hat, können Sie die berechtigte Hoffnung haben, dass es Ihnen auch bei Ihrem Problem zumindest hilfreich zur Seite stehen kann.

Im Folgenden erhalten Sie zunächst einige allgemeine Hintergrundinformationen zu EFT, ohne dabei allzu sehr ins Detail zu gehen. Dies würde der Intention dieses Buches zuwiderlaufen, die die praktische Anwendung von EFT in den Vordergrund stellen will. Um den Nutzen der Elektrizität zu erfahren, brauchen Sie nichts von der Physik der Elektrizität zu verstehen, sondern lediglich ein paar gelernte Handgriffe anzuwenden und die Warnhinweise im Umgang mit dieser Energieform zu beachten. Wer tiefer gehende Informationen zu EFT haben möchte, sei auf den Anhang dieses Buches verwiesen, wo entsprechende Literaturangaben zu finden sind. Im Anhang ist auch die Adresse der Website von Gary Craig aufgeführt, auf der Sie der EFT-Originalversion und anderem Originalmaterial begegnen können.

Dieses Buch gibt Ihnen grundlegende Techniken zur Hand, die nach ein paar Versuchen leicht zu merken und anzuwenden sind und mit denen Sie erstaunliche Erfolge erzielen können. Dies heißt aber nicht, dass Sie damit bereits »ein Meister des EFT« sind. Um mit EFT auch bei komplexeren Problemen erfolgreich sein zu können, bedarf es eines sorgfältigen Studiums von EFT und eines profunden psychologischen Hintergrundwissens und Erfahrungsschatzes. Nur so ist es möglich, das Potenzial von EFT vollständig ausschöpfen zu können. Interessierte finden im Anhang entsprechende Hinweise.

Wichtige Hinweise

Bevor Sie EFT anwenden, sollten Sie in jedem Falle folgende Hinweise beachten:

Diese Methode ersetzt bei bestehenden Beschwerden keinen Besuch bei Ihrem Arzt, Heilpraktiker oder (Psycho-)Therapeuten. Eine sichere fachliche Diagnose muss – wo angezeigt – einer gewählten Selbstbehandlung stets vorangehen! Auch wird nicht angeraten, irgendwelche Medikation von sich aus abzusetzen. Besprechen Sie dies stets mit Ihrem behandelnden Arzt oder Heilpraktiker. Im besten Falle führen Sie EFT – wo nötig – parallel zur medizinischen oder auch psychotherapeutischen Behandlung durch. Im Allgemeinen sind durch diese Methode Nebenwirkungen zwar nicht zu erwarten, doch kann eine Anwendung unerwünschte Wirkungen im besonderen Falle nicht ausschließen.

Insofern ist es wichtig, dass Sie die volle Verantwortung in körperlicher wie in psychischer Hinsicht übernehmen, wenn Sie diese Methode bei sich anwenden. Ebenso ist es wichtig, sollten Sie anderen mit dieser Methode helfen wollen, diese an ihre eigene Verantwortlichkeit zu erinnern.

Eine Haftung irgendwelcher Art von Seiten des Autors, des Verlages oder anderer, die mit EFT arbeiten, wird hiermit ausdrücklich ausgeschlossen.

Anmerkung: Bei den Fallbeispielen in diesem Buch wurden aus Gründen der Anonymität die Namen meiner Klienten verändert und keine Altersangaben vorgenommen.

Auf dem Weg zu EFT –
ein kurzer Ausflug

In den letzten Jahrzehnten hat sich der Westen mehr und mehr auch den überlieferten asiatischen Heilmethoden geöffnet, sodass heute Begriffe wie »Chi-Energie«, »Meridiansystem«, Akupunktur und Akupressur (Shiatsu) bereits zum allgemeinen Wortschatz gehören. Selbst Vertreter der Medizin integrieren zunehmend – wenngleich auch nach langem Kampf und widerstrebend – dieses alte, über 5000 Jahre bestehende asiatische Heilwissen sowohl in ihre Diagnostik als auch Therapie. Dies ist umso erstaunlicher, als diese »Lebensenergie« wissenschaftlich bisher noch nicht eindeutig »entdeckt« wurde und sie sich lediglich anhand ihrer Auswirkungen festmachen lässt. Das heißt, wir bewegen uns hier im Raum ungesicherter Erkenntnisse. Doch wissenschaftlicher Nachweis oder nicht – letzten Endes setzen sich meistens nicht zu leugnende Erfahrungen und Wirkungen durch.

Wie sonst ist es zu erklären, dass wir die Segnungen der Elektrizität tagtäglich in Anspruch nehmen, ohne zu wissen, was diese elektrische Energie eigentlich ist? Hätten Forscher und Entdecker darauf gewartet, bis die Wissenschaft Elektrizität erklären kann, befänden wir uns heute noch im vortechnischen Zeitalter und müssten auf das meiste verzichten, was mittlerweile zum technologischen Alltagsgebrauch gehört. Denn die Beschäftigung mit dieser noch nicht erklärbaren Energieform Elektrizität und die daraus resultierenden Anwendungen führten im

Laufe der Jahrzehnte zu ständigen Fortschritten in der technologischen Entwicklung der Menschheit.

Während »elektrische Energie« unseren Alltag mittlerweile überall begleitet und wir bewusst davon Gebrauch machen, sind wir uns dessen kaum gewahr, wie sehr wir selbst ein »elektrisches Wesen« sind und wie sehr unsere Lebensprozesse im Körper von elektrischen Vorgängen abhängig sind. Unser Leben wäre zum Beispiel nicht möglich ohne die Weiterleitung von elektrischen Impulsen in den Nervenbahnen, ohne die elektrischen Potenziale, die an den Zellmembranen anliegen, ohne die elektrischen Ströme in Gehirn (EEG) und Herz (EKG). Warum also leugnen, was uns derart nahe steht und uns am Leben hält? Warum das leugnen, das wir tagtäglich an uns selbst spüren können: unsere Lebensenergie?

Der Volksmund, in dem wir immer wieder tiefe Weisheiten entdecken können, gibt einen deutlichen Fingerzeig: Wir sind »ohne Energie«, »energielos«, »ohne Saft«, wenn wir uns niedergeschlagen, deprimiert oder müde fühlen, andererseits aber »voller Energie«, »energiegeladen«, wenn wir voller Tatendrang sind; jemand »steht unter Strom«, ist »geladen«, wenn er heftigen Gefühlen ausgesetzt ist … – Der Mensch wäre nicht Mensch, wäre er dieser Spur nicht nachgegangen.

Schon vor 5000 Jahren entwickelten die Menschen in China Kenntnisse über ein komplexes System von Energiekreisläufen im menschlichen Körper, dem Meridiansystem, das von unsichtbarer »Urkraft« oder »Lebensenergie«, *chi*, durchströmt wird (*prana* wäre ein vergleichbarer Begriff aus dem indischen Sanskrit). Die chinesische Heilkunst hat ihre Wurzeln in dem Studium dieses Systems und dieser Lebensenergie. Fließt das *chi* ungestört durch das System, befindet sich der Mensch in gesundem Gleichgewicht. Ist dieser Fluss der Lebensenergie jedoch gestört, so liegt nach dieser Auffassung eine Disharmonie vor, die zur Erkrankung führt. Akupunktur und Akupressur sind bekannte Heilmethoden, die auf diesem uralten Wissen basieren.

Während die westliche Wissenschaft diesem alten Heilsystem und dieser »Bioenergie« kaum Beachtung schenkte, gab es aber doch unabhängige und kreative »Köpfe« in der zivilisierten westlichen Welt, die sich schon zeitig von dieser asiatischen Denkweise angezogen fühlten, mit deren Erkenntnissen experimentierten und zu Vorreitern einer völlig neuen Strömung auf dem Sektor des westlichen Heilwesens wurden. In neuerer Zeit seien hierbei vor allem sowohl Dr. George Goodheart genannt, der mit seinen Beiträgen auf dem Gebiet der »Angewandten Kinesiologie« das Wissen um dieses asiatische Heilsystem entscheidend vorangebracht hat, als auch Dr. John Diamond, der der Psychotherapie mit seiner »Behavioristischen Kinesiologie« einen energetisch orientierten Ansatz hinzufügte und dabei emotionalen Themen bestimmte Meridiane zuordnete. Und John Thie, der mit seiner Methode des »Touch for Health« das energetische Gleichgewicht als Lebensgrundlage populär machte.

Diesen und vielen anderen Ansätzen, die noch folgten, ist gemeinsam, dass sie eine Verbindung zwischen Meridianen und der darin fließenden »Lebensenergie« und dem Zustand von Körper, Geist und Seele herstellten und daraus jeweils eigene Therapiemodelle entwickelten.

Energie-Therapie

Die oben genannte Entwicklung mündete schließlich in eine neue Bewegung, die unter dem Begriff der »Energy Therapies« bzw. »Energie-Therapien« zusammengefasst worden ist. Unter diesem weiten Dach schälte sich ab Ende der 70er-Jahre des vergangenen Jahrhunderts auch eine neue Richtung auf dem Gebiet der Psychotherapie heraus und fand zunächst in den USA zunehmend Beachtung: »Meridian Based Psychotherapies« bzw. »Meridiantherapie« oder »Energetische Psychotherapie«, »Energetische Psychologie« und im Besonderen »Klopfakupressur«.

TFT

Als ein Pionier auf dem Feld der Meridiantherapie gilt Dr. Roger Callahan, der mit seiner »Thought Field Therapy«, in Kurzform TFT™ (im Folgenden nur noch mit TFT bezeichnet), den Energie-Therapien zu einem weiteren Durchbruch verhalf. Dr. Callahan integrierte Erkenntnisse alten asiatischen Wissens über *chi* und Meridiansystem mit den Erkenntnissen und Entwicklungen von Goodheart, Diamond, Neurolinguistischer Programmierung (NLP) und anderem zu einer Methode, die Muskeltests sowie das Abklopfen von Meridianpunkten, Augenbewegungen u. a. zu einer Einheit verband. Und er fügte einen ganz neuen Gesichtspunkt hinzu, der unser bisheriges Verständnis von Psychotherapie und Therapie überhaupt entscheidend verändert:

Die Ursache aller negativen Emotionen (und emotional bedingten körperlichen Probleme) ist eine Störung des Energiesystems unseres Körpers.

Damit leitet Dr. Callahan einen Paradigmenwechsel ein und verlässt die seit Freud weit verbreitete Ansicht in der Psychotherapie-Gemeinde, dass negative Erlebnisse Symptome erzeugen und man zu deren Beseitigung diese Erlebnisse aufspüren und (teilweise auch schmerzhaft) durcharbeiten muss.

Nehmen wir einmal an, Sie würden an einer unerklärlichen Angst vor Dunkelheit mit Schwindelgefühlen und Schweißausbrüchen leiden. Und nehmen wir an, dass Sie im Alter von sechs Jahren erlebt haben, dass im Keller plötzlich das Licht ausging, Sie sich nicht mehr zurechtfanden und panische Angst aufkam, wobei die genannten körperlichen Begleitsymptome auftraten. Die gängige Psychotherapiepraxis wird nun versuchen, dieses alte Erlebnis im Keller als Ursache für die Angst wieder aufzuspüren und zu bearbeiten, um die Angst-Symptomatik aufzulösen.

Nach Callahan gilt aber Folgendes: Ein belastendes Erlebnis erzeugt eine Störung im Energiesystem des Körpers, die ihrerseits eine gewisse psychische und/oder somatische Symptomatik auslöst. Die (bewusste oder unbewusste) Erinnerung an dieses Trauma durch Auslösereize lässt diese Störung des Energiesystems des Körpers aufleben, sodass die Symptomatik wieder auftaucht.

In unserem Fall heißt das: Das Erlebnis im Keller führt nicht unmittelbar zum Angsterleben, sondern löst eine Störung im Energiesystem des Körpers aus. Erst diese Störung des Energiesystems lässt dann die Angst mit den physischen Begleitsymptomen entstehen.

Die Störung des Energiesystems ist unverzichtbare Voraussetzung, damit sich eine negative Symptomatik entwickeln kann, das heißt, wenn die Erinnerung an ein negatives Erlebnis keine Störung im Energiesystem des Körpers verursacht, dann kann auch keine negative Symptomatik auftreten.

So lässt sich auch erklären, warum manche durch ihre Erinnerungen an negative Erlebnisse mehr oder weniger leiden und andere hingegen überhaupt nicht, warum gleiche Erlebnisse bei verschiedenen Personen verschiedene Reaktionen auslösen können: Der Grad der energetischen Störung, der aufgrund dieses Erlebnisses entsteht, ist verschieden bzw. die Störung ist unter Umständen überhaupt nicht eingetreten. Die folgende Grafik macht den Unterschied zwischen traditioneller und energetischer Psychologie deutlich.

Traditionelle Psychotherapie/Psychologie
Trauma/Erinnerung an das Trauma/Auslösereiz
↓
negatives Gefühl/Symptom

Energetische Psychologie
Trauma/Erinnerung an das Trauma/Auslösereiz
↓
Störung des Energiesystems
↓
negatives Gefühl/Symptom

Wenn man nun direkt positiven Einfluss auf die Störung des Energiesystems nimmt und das Energiesystem wieder harmonisiert, hat dies heilenden Einfluss auf die Symptomatik, ohne das belastende Ereignis selbst bearbeiten zu müssen. Dies hat zur Folge, dass man – im Gegensatz zur gängigen psychotherapeutischen Praxis – mit *einer* Methode (also mit dem Abklopfen von Meridianpunkten) *unterschiedlichste* Symptomatik (Schmerz, Atembeschwerden, Hautprobleme, Angst, Phobien, Wut, Suchtverhalten, Essstörungen, Allergien …) behandeln kann.

Auf diesem Prinzip basiert auch die TFT-Methode, die Dr. Callahan im Laufe seiner Forschungen entwickelte. Dabei verwendet er Muskeltests zu diagnostischen Zwecken, um herauszufinden, welcher Meridian bei einer vorliegenden Störung behandelt und welche Abfolge von Meridianpunkten geklopft werden sollte. Um die Therapie abzukürzen, legte er aufgrund seiner Erfahrung bestimmte Klopf-Algorithmen (d. h. Sequenzen von zu klopfenden Meridianpunkten in einer vorgegebenen Reihenfolge) für bestimmte Probleme fest. Die Erfolge seiner Therapiemethode waren beeindruckend.

EFT

Gary Craig, ein Ingenieur mit wissenschaftlicher Ausbildung und tiefem Interesse an Psychologie, war viele Jahre auf der Suche nach einer wirksamen Methode, die die emotionalen Probleme der Menschen lösen konnte, doch keine, der er begegnete, genügte seinem wissenschaftlichen Anspruch. In seinen Augen brachten sie nur in ungenügendem Maße die gewünschten Ergebnisse hervor und waren für ihn viel zu zeitaufwendig, zu willkürlich und damit ineffektiv.

Diese Suche nach einer zuverlässig wirksamen Technik zur Persönlichkeitsentwicklung führte ihn letztendlich zu Dr. Callahan, bei dem er mit TFT in Kontakt kam. Gary Craig war zutiefst beeindruckt von dieser Methode, doch führte ihn seine kritische wissenschaftliche Sichtweise bald dahin, dass er einige nicht hinterfragte Grundannahmen bei TFT bezweifelte, neue Ansätze wagte und damit schließlich über TFT hinausging. Das Ergebnis ist »Emotional Freedom Techniques« (EFT).

Was ist EFT?

EFT ist eine Methode zur Behandlung von zahlreichen Problemen emotionaler wie auch körperlicher Art, die auf einer emotionalen Störung beruhen (und dies ist in weitaus größerem Maße der Fall, als allgemein bislang angenommen wird). Die Methode basiert – wie auch TFT – im Grundlegenden darauf, mittels Benutzung der Finger bestimmte Meridianpunkte des Körpers in einer festgelegten Sequenz abzuklopfen und sich dabei auf das bestehende Problem einzustimmen, indem man sich bestimmte Sätze sagt, die sich auf das Problem beziehen.

Es wird davon ausgegangen, dass durch das manuelle Klopfen auf die Meridianpunkte Energie in die Meridianbahnen geschickt wird, die wiederum die auf das angesprochene Problem bezogene Störung im Meridiansystem beseitigt. Das ursprüngliche belastende Erlebnis (Trauma) löst dann auch keine negative Reaktion in Psyche oder Körper mehr aus, da das Energiesystem wieder ausbalanciert wurde. Wir erkennen also, dass auch EFT dieser Grundannahme von Callahan folgt:

Die Ursache aller negativen Emotionen (und emotional bedingten körperlichen Probleme) ist eine Störung des Energiesystems unseres Körpers.

Allerdings gelang es Gary Craig, das Verfahren gegenüber TFT entscheidend zu vereinfachen: War es bislang nötig, jeweils bestimmte Punktsequenzen (Algorithmen) für bestimmte Probleme diagnostisch herauszufinden bzw. bereits bestehende problemspezifische Algorithmen anzuwenden, so reduzierte Gary Craig alles auf *einen einzigen Algorithmus für alle Störungen,* indem er den Algorithmus so gestaltete, dass alle Hauptmeridiane abgedeckt sind. Ein ungeheurer Vereinfachungseffekt! Auch die in seiner Sicht unzuverlässige Diagnostik von zu bestimmenden Meridianen und Punktabfolgen mittels Muskeltest wurde somit unnötig. Statt zahlreicher Algorithmen und aufwendiger Diagnostik findet sich jetzt lediglich nur noch *ein genereller Algorithmus.*

EFT kann – wie die Praxis zeigt – in zahlreichen Problemfeldern (siehe nächstes Kapitel) bei hoher Erfolgsquote eine überraschend schnelle und dauerhafte Heilung oder Linderung der Symptomatik erzielen (manchmal innerhalb von nur wenigen Minuten), ist wegen seiner Einfachheit leicht erlernbar und ebenso leicht anwendbar. EFT kann sowohl bei Erwachsenen als auch bei Kindern, bei Babys, bei Behinderten oder gar bei Tieren zum Einsatz kommen, ist ortsunabhängig und benötigt keine Hilfsmittel.

Die Anwendung von EFT bei »einfachen« Problemen bedarf keiner besonderen Ausbildung oder eines Spezialwissens. Doch Kopfschmerz ist nicht gleich Kopfschmerz, wenn man die zugrunde liegenden Faktoren berücksichtigt. So kann es bei einer Anwendung von EFT zu einer dauerhaften Beseitigung des Schmerzes in Minutenschnelle kommen, es kann aber auch sein, dass zur Behebung der Symptomatik mehr Zeit und Können eingesetzt werden müssen, wenn das Problem komplexerer Natur ist. Fachliche Hilfe ist in letzterem Falle für eine erfolgreiche Behandlung angezeigt.

Es soll nicht der Eindruck entstehen, dass EFT ein Allheilmittel für alle Leiden ist, die Aussichten sind jedoch günstig, mit EFT Hilfe zu erhalten, die man sonst vergebens sucht. Mit jedem Tag nimmt die Zahl der EFT-Anwender zu, die veröffentlichten Beiträge über Behandlungserfolge werden stetig zahlreicher und erweitern das Spektrum der Behandlungsmöglichkeiten kontinuierlich.

EFT ist eine dynamische Methode, die in ständiger Weiterentwicklung ist. Sie erhebt nicht den Anspruch, absolute Wahrheiten zu verbreiten. Der Begründer von EFT, Gary Craig, betont immer wieder, dass wir uns mit EFT am »Fuß eines Aufschwungs auf dem Gebiet des Heilwesens« befinden und dass diesen ersten Schritten sicherlich noch weitere folgen werden.

Gerade weil wir im Westen erst damit beginnen, diese »Lebensenergie« zu entdecken und sie anhand der Auswirkungen von EFT unleugbar zu erleben, ist mit wachsender Erfahrung im Umgang mit dieser Energie auch eine Weiterentwicklung von EFT und anderen verwandten Therapieformen unvermeidlich, so wie es die Menschheit auch im Umgang mit der Elektrizität erfahren hat.

Anwendungsbereiche von EFT

Da EFT die Prämisse zu Grunde liegt »*Die Ursache aller negativen Emotionen (und emotional bedingten körperlichen Probleme) ist eine Störung des Energiesystems unseres Körpers*«, heißt das, dass praktisch alle Symptome, denen eine Störung des Energiesystems zuzuschreiben ist, mit EFT behandelt werden können. Die folgende Unterteilung der Aufzählung in *physisch* und *psychisch,* die bei weitem nicht vollständig ist und nur einen Eindruck von der Spannweite der möglichen Anwendungsfelder geben soll, bezieht sich auf das *vorherrschende* Symptombild und ist der Übersicht halber künstlich erzeugt, da physische Probleme oft auch psychische Hintergründe haben und umgekehrt oder komplexere Symptombilder sowohl physische als auch psychische Anteile in sich vereinen können.

Diese Aufzählung wird gespeist von meinen eigenen Erfahrungen mit EFT und von den zahlreichen Fallberichten über die Anwendung der EFT-Methode weltweit (siehe zu Letzterem die Fallberichte auf *www.eftuniverse.com*).

Eine Garantie der Wirksamkeit von EFT bei den aufgeführten Bereichen kann nicht gegeben werden, da jeder einzelne Fall gesondert betrachtet werden muss; die Aufzählung kann lediglich Hinweis darauf geben, dass es möglich war, in diesen Bereichen mit EFT erfolgreich sein zu können. Intensive Forschungen sind vonnöten, um die Wirksamkeit von EFT auch wissenschaftlich zu untermauern. Erste wissenschaftliche Forschungsergebnisse weisen darauf hin, doch sind diese noch zu dünn gesät (Angaben zu Forschungen siehe Seite 152 f.).

Physische Störungen

- Schmerz (akut und chronisch): Kopfschmerz, Migräne, Sehnenscheidenentzündung, Rückenschmerzen, Ischiasschmerzen, Schulter- und Nackenschmerzen, menstruelle Beschwerden, postoperative Schmerzzustände, Gelenkschmerz, Fibromyalgie, Schmerz bei Verbrennungen etc.
- degenerative, chronische Erkrankungen
- allergische Reaktionen
- Asthma und andere Atembeschwerden
- Verdauungsprobleme
- Verspannungen
- Hautprobleme: Hautjucken, Psoriasis, Ekzem etc.
- Verschiedenes: Muskelkrämpfe, Herpesbrennen, Übelkeit, Schluckauf, Seekrankheit etc.

PETER hatte einen schmerzhaften Herpesausbruch auf seiner Unterlippe. Mit EFT gelang es innerhalb von wenigen Minuten, den brennenden Schmerz auf der Lippe aufzulösen. Der Herpes selbst blieb noch einige Tage bestehen, doch der Schmerz zeigte sich nicht mehr.

ANNA klagte über Schmerzen an der Zungenspitze, wo eine Aphte zu sehen war. Nach kurzer Anwendung von EFT verspürte Anna keine Schmerzen mehr und konnte die Zungenspitze sogar an den

Zähnen reiben, ohne eine Schmerzempfindung hervorrufen zu können.

SIGRID litt immer wieder an starkem Kopfschmerz. Wie sich herausstellte, handelte es sich um Spannungskopfschmerz wegen Verspannungen im Nackenbereich aufgrund ihrer Bürotätigkeit. Bei der Anwendung von EFT wurde also nicht Kopfschmerz ins Visier genommen, sondern die Nackenverspannungen. In Minutenschnelle löste sich ohne irgendwelche manuellen Eingriffe die Symptomatik auf. Als Folge waren auch die Kopfschmerzen verschwunden. Auf Nachfrage zehn Monate später erklärte sie, dass sie »auftretende Verspannungen sogleich wegklopfen« würde. Kopfschmerz sei jetzt kein Thema mehr.

Psychische Störungen

- Trauma: Vergewaltigung, sexueller Missbrauch, posttraumatische Belastungsstörung, Unfälle, Kriegs-, Katastrophen- und Gewalterlebnisse etc.
- Ängste und Phobien: Angst vor öffentlichem Sprechen und Auftreten, Platzangst, Angst vor Wasser, Höhenangst, Spinnenphobie, Flugangst, Angst vor Hunden, Angst vor Operationen, Prüfungsangst, Angst vor Injektionen, Panikattacken etc.
- Stress, innere Unruhe etc.
- Süchte: Rauchen, Alkohol, Zucker, Kaffee etc.
- Gewichts- und Essprobleme
- Depression und andere emotionale Verstimmungen

- Schlafstörungen und Schnarchen
- Zwänge
- Aggression, Wut, Ärger etc.
- Stottern
- Selbstbild, Selbstwert etc.
- Partnerschaftsprobleme, Sexualstörungen

WALTER fühlte sich ständig ohne jeden Elan, war missmutig und davon überzeugt, die Schattenseiten des Lebens für sich gepachtet zu haben. So schleppte er sich mehr schlecht als recht durch den Alltag und konnte seinem Leben keine Freude mehr entlocken. EFT half ihm dabei, seine geblockten Energien zu befreien und wieder in die richtigen Bahnen zu lenken, sodass er heute »wieder Licht im Tunnel sieht« und dabei ist, mit frischem Schwung und positiver Gestimmtheit sein Leben in den Griff zu bekommen.

GUNDA konnte nur sehr schwer einschlafen. Oft lag sie stundenlang im Bett, wälzte sich von einer Seite auf die andere, grübelte vor sich hin, zählte Schäfchen … – der Schalter war nicht auf »Aus« zu stellen. Nach Anwendung von EFT schläft sie in den meisten Fällen nunmehr innerhalb von wenigen Minuten problemlos ein.

Bei Kindern

Zu den bislang angeführten Problemfeldern, die bei Kindern natürlich auch zum Vorschein kommen und mit EFT behandelt werden können, finden sich auch noch kindheitsspezifische Problembereiche:

- Ängste: Trennungsangst, Schulangst, Angst vor Dunkelheit, Angst vor Monstern und Geistern etc.
- Lernstörungen, Dyslexie etc.
- Konzentrationsstörungen, Unruhe, Tics, Nägelkauen etc.
- Schlafstörungen, Albträume etc.
- Verschiedenes: Einnässen, Sprachstörungen, Reiseübelkeit etc.

FLORIAN war es unmöglich, sich auf seine Aufgaben zu konzentrieren. Demzufolge waren auch seine schulischen Leistungen kein Anlass zur Freude. Er war eben ein »zerstreuter Professor«. EFT verhalf Florian, seine Energien wieder zu bündeln und zu fokussieren. Florians Leistungen verbesserten sich entscheidend.

Anderes

- Verbesserung der Leistungsfähigkeit und damit größerer Erfolg in Sport, Beruf, Schule, Hobby etc.

TONI flatterten vor dem Tor die Nerven, er bekam weiche Knie und leichten Schwindel, sodass er stets versagte und mit dem Gedanken spielte, mit dem Sport aufzuhören. Heute – nach einigen EFT-Sitzungen – spielt er wieder mit Spaß, das gegnerische Tor ist nun keine Bedrohung mehr, sondern lediglich eine Herausforderung, die er mittlerweile auch mit Erfolg bestehen kann.

FRIEDRICH schien alles Gelernte in ein schwarzes Loch verloren zu haben, wenn es zur Prüfung ging – mit der Folge, dass seine Noten beunruhigend waren. Nach einigen EFT-Sitzungen war dieses »schwarze Loch« geschlossen, sodass Friedrich den gelernten Stoff auch abrufen konnte. Seine Noten verbesserten sich daraufhin bedeutend.

Sollte Ihre Störung bei den vorangegangenen Aufzählungen fehlen, heißt das nicht, dass die EFT-Methode Ihnen nicht helfen könnte. Zum einen erweitert sich das Leistungsspektrum von EFT ständig, zum anderen sind mir sicherlich nicht alle Erfahrungsberichte bekannt. Als EFT-Anwender bin ich immer wieder erstaunt von der Wirksamkeit dieser Methode, wenn ich mich an eine neue Problematik wage. Gary Craigs Motto lautet: »Just try it on everything« (»Versuchen Sie es doch mit allem Möglichen«). Seien Sie sich in dieser Hinsicht jedoch stets Ihrer Verantwortung und Ihrer Grenzen bewusst.

Die Praxis

Bevor Sie sich nun der Praxis zuwenden, möchte ich Sie nochmals darauf hinweisen, dass Sie die volle Verantwortung für Ihr Handeln übernehmen müssen, wenn Sie diese Methode an sich selbst oder anderen anwenden. Im Zweifelsfalle empfehle ich Ihnen, sich mit Ihrem behandelnden Arzt, Heilpraktiker oder Therapeuten abzusprechen bzw. sich eine gesicherte Diagnose erstellen zu lassen (siehe auch »Wichtige Hinweise« auf Seite 15).

Ist diese Prämisse erfüllt, steht einem Einsatz von EFT nichts mehr im Wege. Machen Sie nun eigene Erfahrungen und lassen Sie sich an die Grenzen Ihres eigenen Weltbildes führen.

Die Meridianpunkte

Im Folgenden lernen Sie die Meridianpunkte kennen, die Sie bei der Anwendung von EFT benötigen. Dabei ist es unwichtig, ob Sie die Punkte der linken oder rechten Seite des Körpers heranziehen; Sie können sogar während der Abfolge des Klopfens die Körperseite und/oder Klopfhand wechseln. Wie bereits erwähnt, handelt es sich um Punkte, die die Hauptmeridiane ansprechen. Ich stelle Ihnen diese Punkte in der Reihenfolge vor, wie sie sich am Körper von oben nach unten befinden. Und genau diese Abfolge können Sie dann auch für die einzelnen EFT-Durchgänge verwenden (siehe Seite 63 f.): Wir beginnen im Gesicht und wandern über den Brustkorb zur Hand.

Für diejenigen, die sich genauer informieren wollen, sind die Bezeichnungen der Akupunkturpunkte in Klammern angegeben. Für die Abkürzung der Lagebeschreibung verwende ich die von Gary Craig angeführte englische Bezeichnung.

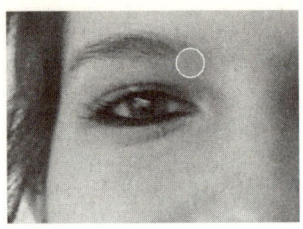

1. Innenseite Augenbraue – EB– (Eyebrow; Blase 2):

Diesen Punkt finden Sie am inneren Beginn der Augenbraue gleich neben der Nasenwurzel.

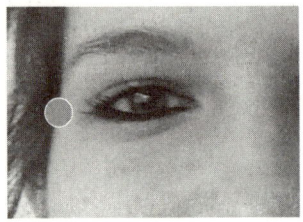

2. Außenseite des Auges – SE – (Side of the Eye; Gallenblase 1):

Dieser Punkt befindet sich auf der Knochenpartie gleich neben dem äußeren Augenwinkel.

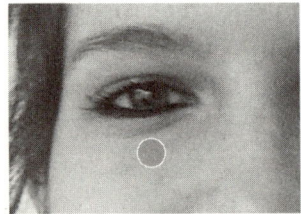

3. Unter dem Auge – UE – (Under the Eye; Magen 1):

Dieser Punkt liegt auf dem Knochen (Jochbein) zentral unter dem Auge.

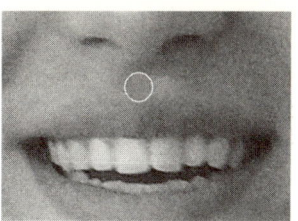

4. Unter der Nase – UN – (Under the Nose; Gouverneursgefäß 27):
Sie finden diesen Punkt zentral zwischen Nase und Oberlippe.

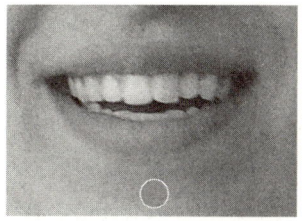

5. Auf dem Kinn – Ch – (Chin; Zentralgefäß 24):
Dieser Punkt liegt zentral zwischen dem Kinnpunkt und der Unterlippe.

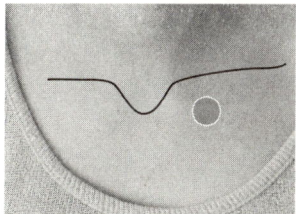

6. Innenseite Schlüsselbein – CB – (Collarbone; Niere 27):
Sie finden diesen Punkt an der Stelle, wo das Brustbein (Sternum), das Schlüsselbein und die erste Rippe zusammentreffen.

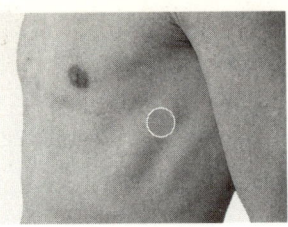

7. Unter dem Arm – UA – (Under Arm; Milz-Pankreas 21):
Dieser Punkt liegt an der Seite des Körpers, auf halber Höhe zwischen
Armbeuge und Achselhöhle.

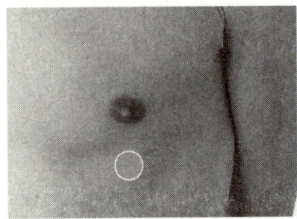

8. Unter der Brustwarze – BN – (Below Nipple; Leber 14):
Bei Männern befindet sich dieser Punkt zwei bis drei Zentime-
ter unterhalb der Brustwarze, bei Frauen in der Brustfalte (die
deshalb ihre Brust anheben müssen). Aus Gründen der Intimität
(bei der Behandlung durch eine andere Person, in der Öffentlichkeit) wird dieser Punkt meist weggelassen.

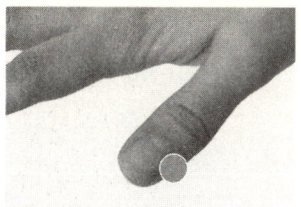

9. Daumen – Th – (Thumb; Lunge 11):

Dieser Punkt liegt an der der Hand abgewandten Biegung des Daumennagels auf Höhe der Nagelbasis.

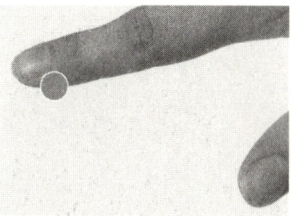

10. Zeigefinger – IF – (Index Finger; Dickdarm 1):

Dieser Punkt befindet sich an der Seite des Zeigefingers, die zum Daumen zeigt, auf Höhe der Nagelbasis.

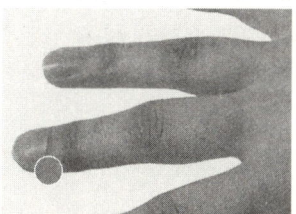

11. Mittelfinger – MF – (Middle Finger; Kreislauf-Sexus 9):

Dieser Punkt liegt an der Seite des Mittelfingers, die zum Daumen zeigt, auf Höhe der Nagelbasis.

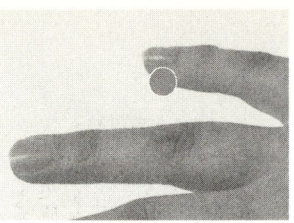

12. Kleiner Finger – BF – (Baby Finger; Herz 9):
Dieser Punkt befindet sich an der Seite des kleinen Fingers, die zum Daumen zeigt, auf Höhe der Nagelbasis.

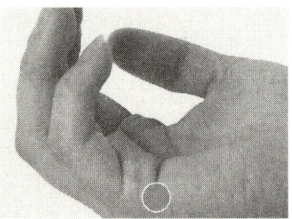

13. Handkante – KC – (Karate Chop; Dünndarm 3):
Dieser Punkt liegt an der Handkante zwischen Handgelenksknochen und Basisgelenk des kleinen Fingers auf Höhe der Handfalte.

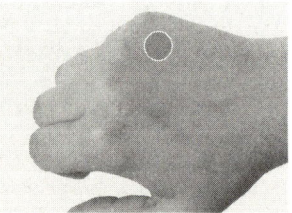

14. Gamut – Gamut point – (Dreifacher Erwärmer 3):
Dieser Punkt liegt auf dem Handrücken zentral hinter einer gedachten Linie zwischen den Basisgelenken vom 4. und 5. Finger.

Nochmals alles auf einen Blick

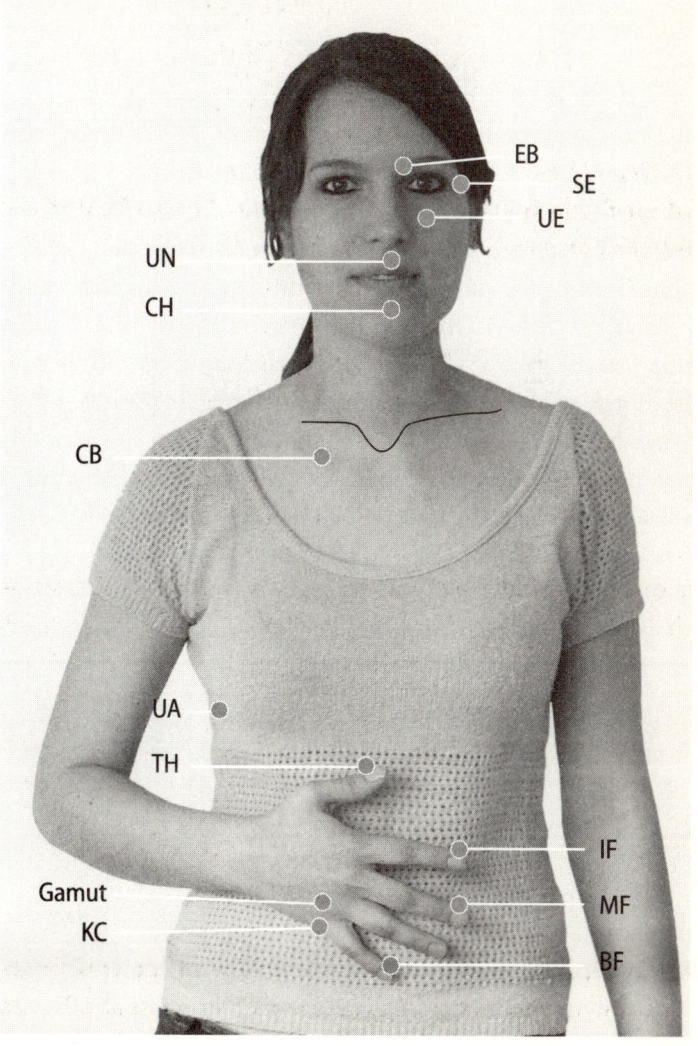

Das »Grundrezept«

Ich stelle Ihnen nun das »Grundrezept« vor. Dieses Rezept enthält die nötigen Zutaten und zeigt Ihnen die richtige Reihenfolge, wie diese Zutaten beigegeben werden müssen. Wie bereits erwähnt, brauchen Sie für eine erfolgreiche Anwendung keinen »Backkurs« oder andere Spezialkenntnisse, um seelische und/ oder körperlich-emotionale Probleme zu lösen. Sie erreichen mit diesem Grundrezept die Ihren Problemen zugrunde liegende Störung des Energiesystems und können die positiven Wirkungen oftmals unmittelbar nach der Anwendung an sich wahrnehmen. Die Durchführung ist äußerst einfach und benötigt – sobald Sie sich den Vorgang gut eingeprägt und einige Versuche absolviert haben – für einen Durchgang nicht mehr als ein bis zwei Minuten. Und das Beste daran ist: *Was auch immer Sie gerade »gebacken« haben wollen, Sie können stets dieses gleiche Grundrezept verwenden.*

Sie bestimmen zunächst, welches Problem in welcher Intensität vorliegt und wenden dann das Grundrezept an, das aus den folgenden vier Zutaten besteht:

1. Das Setup
2. Die Klopfsequenz
3. Die 9-Gamut-Folge
4. Wiederholung der Klopfsequenz

Die gesamte Abfolge ist am Schluss des Buches nochmals übersichtlich dargestellt: Seite 156.

Bestimmung des Problems und seine Einwertung

Vor Anwendung des EFT-Grundrezeptes ist es von zentraler Bedeutung, das zu bearbeitende Problem möglichst spezifisch zu benennen und sich darauf einzustimmen.

Sollten Sie von physischen Problemen geplagt sein, zum Beispiel von Kopfschmerz, fällt es gewöhnlich leicht, Kontakt zu diesem Schmerz aufzunehmen, da dieser ja gerade vorhanden ist.

Anders ist es bei emotionalen Problemen wie beispielsweise Höhenangst. Wenn Sie sich auf sicherem Grund befinden, auf der Couch sitzen und Zeitung lesen, wird diese Angst nicht gegenwärtig sein. Dies ändert sich jedoch, wenn Sie sich vorstellen, in luftiger Höhe zu sein. Allein der Gedanke daran kann in Ihrem Energiesystem eine Störung hervorrufen, die so stark ist, dass diese Angst in Ihnen auftaucht. Diesen Sachverhalt nutzt EFT, indem es Sie dazu aufruft, sich dieses Problem gedanklich und bildlich vorzustellen, das heißt, Sie denken an ein Ereignis, bei dem Sie sich in luftiger Höhe befanden und Angst verspürten. Dieses Denken an das momentan nicht akute Problem kann dann seinerseits eine Störung im Energiesystem erzeugen, sodass Sie – auf sicherem Boden – diese Angst wieder verspüren.

Erst dann, wenn tatsächlich diese Störung Ihres Energiesystems (bezogen auf ein spezifisches Problem) vorhanden ist, kann

EFT wirken, denn diese Methode kann nur auf eine aktivierte Störung des Energiesystems ausgleichend Einfluss nehmen.

Beim ersten Schritt in das EFT schließen Sie deshalb die Augen, konzentrieren sich auf Ihre Störung, indem Sie das aktuelle körperliche oder emotionale Unwohlsein bewusst wahrnehmen oder indem Sie an ein belastendes Ereignis denken und dabei eine emotionale Störung entstehen lassen. Dann gehen Sie daran, diese innere Wahrnehmung in seiner GERADE JETZT bestehenden Intensität einzustufen. Um es nochmals deutlich zu machen: *EFT wirkt auf die aktuelle Störung im Energiesystem, während Sie auf das Problem eingestimmt sind.*

Für diese Einstufung wird eine Skala zwischen null und zehn herangezogen, um die Fortschritte während und nach der Anwendung des »Grundrezeptes« überprüfen zu können.

- Nehmen wir noch einmal an, Sie leiden an Kopfschmerzen. Dann würden null: JETZT *keine* Kopfschmerzen, zehn: JETZT *maximal* erlebter Kopfschmerz bedeuten. Innerhalb dieser Grenzen bewerten Sie dann Ihren gerade bestehenden Schmerzpegel, wie er GERADE JETZT erlebt wird.
- Leiden Sie jedoch zum Beispiel an Höhenangst, wird diese Angst – wie bereits erwähnt – nicht gegenwärtig sein, wenn Sie sich zu Hause befinden. In diesem Falle schließen Sie Ihre Augen und stellen Sie sich so lebendig wie möglich eine Situation vor, in der Sie diese Angst erlebt haben. Bewerten Sie dann das dabei JETZT auftretende Unbehagen anhand der Bewer-

tungsskala von null bis zehn. Null steht hier für keine Angst und zehn für die maximale Angst.

Durch die Anwendung von EFT soll dieser Schmerz bzw. dieses Unbehagen den Wert null auf der Skala erreichen, was bedeutet, dass die Störung im Energiesystem bezogen auf dieses Problem aufgelöst worden ist.

> Sie beginnen mit dem EFT, indem Sie zunächst das Problem möglichst eindeutig definieren, sich auf Ihr Unwohlsein einstimmen und das momentane Unbehagen auf einer Skala von null bis zehn einwerten.

Das Setup

Bei diesem Schritt bringen Sie sich in die richtige Startposition, damit die nächsten Schritte auch zum Erfolg führen können. Um die Notwendigkeit dieses Schrittes zu verdeutlichen, greift Gary Craig zu folgendem Vergleich: Batterien müssen auf die richtige Art und Weise eingelegt werden, damit ein Gerät wie zum Beispiel ein Kassettenrekorder funktioniert. Wird die Polung umgekehrt, geht nichts. Ähnlich ist es mit unserem Energiesystem: Die Polung muss stimmen, damit EFT hilfreich sein kann. Solange im Energiesystem eine »Polumkehr« vorliegt, kann EFT nicht wirken. Sie sabotiert, dass wir unsere Ziele erreichen, und führt im ungünstigen Falle sogar zum Gegenteil dessen, was wir anstreben. Gefühle des Blockiertseins, Zeiten, wo einem nichts gelingt, die Erfahrung, dass man dicker wird, obwohl man doch alles tut, um abzunehmen – dies alles können Zeichen einer »psychischen Umkehr« (so nennt man diese »Umpolung«) sein, die oft durch selbstzerstörerisches, unbewusstes negatives Denken verursacht wird.

Haben wir es also mit einer »psychischen Umkehr« zu tun, wird EFT keine Ergebnisse zeitigen können. Aus diesem Grunde ist hier das *Setup* eingeführt, das diese »psychische Umkehr«, die bei etwa 40 Prozent der Fälle auftritt, aufheben soll. (Weiteres hierzu auf Seite 85 ff.) Da das Setup selbst in kürzester Zeit absolviert werden kann und keinerlei Nachteile mit sich bringt, ist es grundsätzlich als Bestandteil in das Grundrezept eingebaut worden.

Die Setup-Zutat besteht aus zwei Teilen:
a) einer Affirmation (siehe nächste Seite),
b) dem *sore spot* oder dem Punkt KC (siehe Seiten 42, 51).

Affirmationen
Da bei einer »psychischen Umkehr«, wie bereits erwähnt, negatives Denken beteiligt ist, das Heilung verhindert, können neutralisierende Affirmationen Abhilfe schaffen, wie zum Beispiel:

»Auch wenn ich dieses ... (hier das Problem einsetzen) *habe, (liebe und) akzeptiere ich mich voll und ganz.«*

Bei unseren Beispielen Kopfschmerz und Höhenangst klingt das dann folgendermaßen:

»Auch wenn ich diese Kopfschmerzen habe, (liebe und) akzeptiere ich mich voll und ganz.«

»Auch wenn ich diese Höhenangst habe, (liebe und) akzeptiere ich mich voll und ganz.«

Mit Sätzen wie diesen oder anderen wird jeweils die Störung anerkannt (»Ich habe diese Kopfschmerzen« bzw. »Ich habe diese Höhenangst«) und gleichzeitig Selbstakzeptanz geschaffen (»Ich akzeptiere mich voll und ganz«), obwohl das Problem vorhanden ist. Wenn Sie diesen Grundgedanken berücksichtigen, sind Ihrer Kreativität in der Gestaltung einer derartigen Affirmation keine Grenzen gesetzt. In fortgeschrittener Anwendung von EFT wird mit den Affirmationen »gespielt«, um optimale Ergebnisse zu erreichen. Für den Zweck des Buches genügt es jedoch, wenn Sie diese Grundform der Affirmation kennen und anwenden. Sie sollten aber Folgendes beachten:

Seien Sie möglichst spezifisch

Ein wichtiger Aspekt bei diesen Affirmationen ist es, möglichst *spezifisch und genau das Problem zu benennen,* um die Effektivität einer EFT-Behandlung zu steigern.

Die Bezeichnung »Kopfschmerz« ist ein sehr allgemeiner Begriff, hinter dem sich verschiedene Teilaspekte verbergen können. Derartige Teilaspekte (ich komme ab Seite 71 noch genauer darauf zu sprechen) können sein: Wo befindet sich genau der Schmerz, wie ist die Art des Schmerzes, wann tritt der Schmerz auf, was macht der Schmerz mit Ihnen? …

So könnte dann die Affirmation lauten:

»Auch wenn ich abends diesen lästigen stechenden Schmerz in den Schläfen habe, (liebe und) akzeptiere ich mich voll und ganz.«

Oder:

»Auch wenn ich diese Schwindelgefühle habe, wenn ich vom Balkon des 10. Stockwerks hinunterschaue, (liebe und) akzeptiere ich mich voll und ganz.«

Stimmen Sie sich auf das Problem ein, finden Sie eine Affirmation, die dieses Problem beschreibt, und seien Sie möglichst spezifisch dabei.

Noch ein paar Hinweise:
- Selbst wenn Sie von der gewählten Affirmation (noch) nicht überzeugt sind, wenden Sie sie trotzdem an. Wenn Sie erst einmal begonnen haben, stellen sich oft bald die richtigen Formulierungen ein. Auch hier ist manchmal ein Vorantasten erforderlich.
- Sie können die Wirkung der Affirmationen noch steigern, wenn Sie sie mit mehr Gefühl und (auch übertriebener) Betonung sagen.
- Am besten sprechen Sie die Affirmationen laut vor sich hin, doch es genügt auch, diese in bestimmten Situationen (unterwegs, im Restaurant etc.) nur zu murmeln oder gar still in sich hineinzusprechen.

»sore spot«

Um die Wirksamkeit der gewählten Affirmation zu erhöhen, reibt man den so genannten *sore spot*. Dieser Punkt befindet

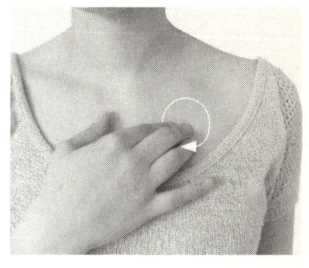

sich im oberen Brustbereich etwa 8 cm links oder rechts des Brustbeins zwischen zweiter und dritter Rippe (etwa 8 cm unterhalb des Schlüsselbeins). Diese Stelle zeichnet sich dadurch aus, dass sie empfindlicher ist und sich durch Druckschmerz von seiner Umgebung abhebt, da sich hier Lymphstauungen ereignen. Es empfiehlt sich, den Punkt auf der linken Körperhälfte zu verwenden.

Sollten Sie diesen Punkt aus irgendwelchen Gründen nicht reiben können oder wollen, können Sie als Alternative den Handkantenpunkt KC (siehe Seite 42, 56) wählen. In der Praxis hat sich gezeigt, dass der *sore-spot*-Punkt etwas wirkungsvoller als der Handkantenpunkt ist.

> Beim Setup reiben Sie mit den Fingern kreisförmig im Uhrzeigersinn vorzugsweise den linken *sore-spot*-Punkt oder Sie klopfen alternativ mit den Fingerspitzen den Handkantenpunkt (KC), während Sie die gewählte Affirmation dreimal (laut) vor sich hin sprechen.

Das Setup haben Sie damit erfolgreich bewältigt und können zur nächsten Zutat des Grundrezeptes schreiten, die Sequenz, die das eigentliche Kernstück der EFT-Methode darstellt.

Die Sequenz

Die Sequenz ist eine leicht zu merkende Abfolge des Klopfens der Punkte, die Sie auf den Seiten 38 bis 42 kennen gelernt haben. Sie

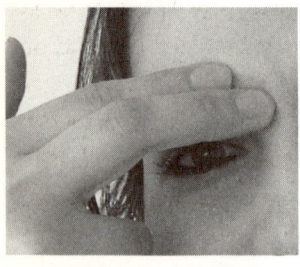

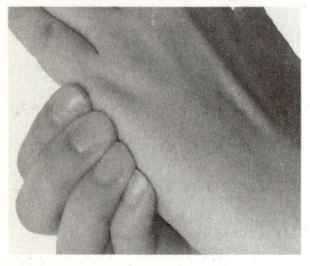

können eine beliebige Hand zum Klopfen verwenden (vorwiegend die dominante Hand) und können auch Punkte auf der linken und rechten Körperhälfte während eines Durchganges heranziehen. Verwenden Sie zum Klopfen Zeige- und Mittelfinger, um so eine größere Fläche abzudecken und die Punkte damit leichter zu treffen. Es kann auch von Vorteil sein, wenn Sie für den Handkantenpunkt (KC) und für den Unterdem-Arm-Punkt (UA) vier Finger verwenden. Da die zu klopfenden Punkte sich nahe an der Körperoberfläche befinden, reicht es vollkommen aus, lediglich mit sanfter Stärke vorzugehen. Es ist völlig unnötig, irgendwelches Unbehagen oder Schmerz durch das Klopfen zu erzeugen. Jeder Punkt wird innerhalb von zwei bis drei Sekunden etwa 7-mal geklopft.

Der Erinnerungssatz

Vor und während des Setups haben Sie sich auf das Problem, das Sie mit EFT bearbeiten wollen, eingestimmt, haben dann eine

Einwertung des wahrgenommenen Unwohlseins vorgenommen, einen möglichst spezifischen Affirmationssatz geformt und diesen während des Setups dreimal (laut) ausgesprochen. Es ist nötig, auch während der Klopfsequenz in Kontakt mit diesem Problem zu bleiben. Wie Sie sich erinnern können, geht EFT davon aus, dass einem Problem eine Störung des Energiesystems zugrunde liegt. Und es ist Ihnen mit der Einstimmung auf das Problem (Phasen vor und während des Setups) gelungen, diese Verbindung zwischen Problem und Störung des Energiesystems herzustellen (die Bewertung ergab ja einen Wert über null). Diese Verbindung halten Sie nun in der Sequenz (und den folgenden Schritten) aufrecht, indem Sie eine verkürzte Version des Affirmationssatzes, den Erinnerungssatz, während des Klopfens der Punkte aussprechen, pro Punkt jeweils einmal. Ein Beispiel:

Wenn Sie den Affirmationssatz verwendet haben: »*Auch wenn ich ...* (hier das Problem einsetzen) *habe, (liebe und) akzeptiere ich mich voll und ganz.*«, lautet der Erinnerungssatz demnach: »Dieses ... (hier das Problem einsetzen).«

Auf unsere beiden Beispiele bezogen, ergeben sich somit die folgenden Sätze:

Affirmationssatz: »*Auch wenn ich diese Kopfschmerzen habe, (liebe und) akzeptiere ich mich voll und ganz.*«
Erinnerungssatz: »*Diese Kopfschmerzen.*«
Oder:
Affirmationssatz: »*Auch wenn ich diese Höhenangst habe, (liebe und) akzeptiere ich mich voll und ganz.*«
Erinnerungssatz: »*Diese Höhenangst.*«

Die Sequenz

Während Sie nun bei jedem zu klopfenden Punkt den Erinnerungssatz (laut) aussprechen, klopfen Sie die Punkte in der hier angegebenen Reihenfolge (so wie Sie es bereits auch auf den Seiten 38 bis 42 kennen gelernt haben):

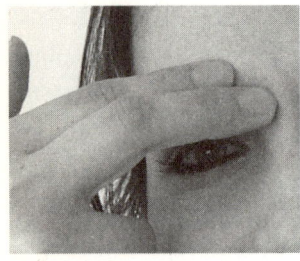

1. Innenseite der Augenbraue – EB

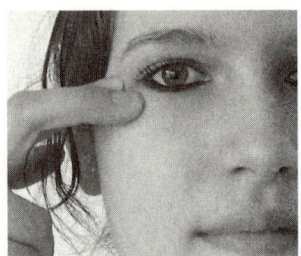

2. Außenseite Auge – SE

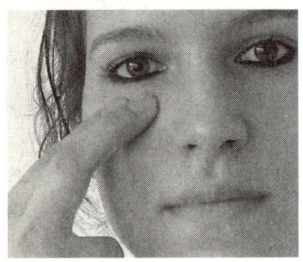

3. Unter dem Auge – UE

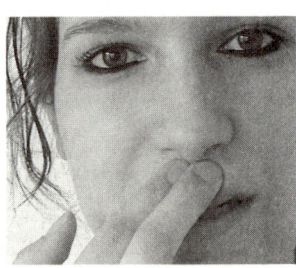

4. Unter der Nase – UN

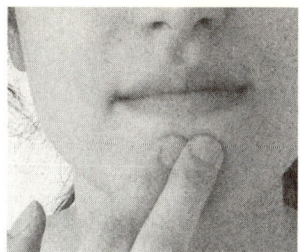

5. Auf dem Kinn – Ch

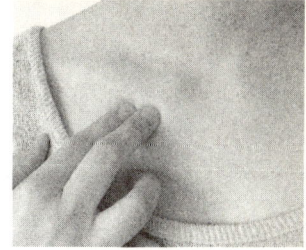

6. Schlüsselbein – CB

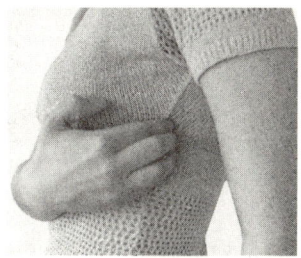

7. Unter dem Arm – UA

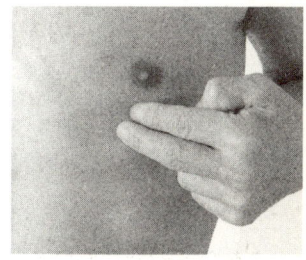

8. Unter der Brustwarze – BN)

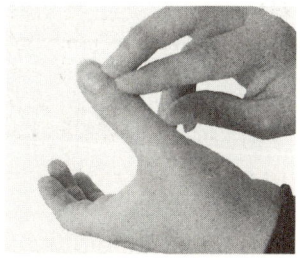

9. Daumen – Th

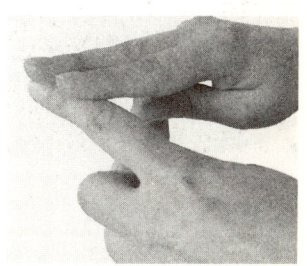

10. Zeigefinger – IF

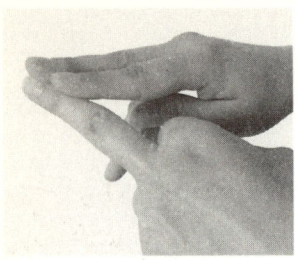 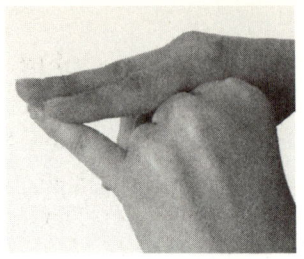

11. Mittelfinger – MF   **12. Kleiner Finger – BF**

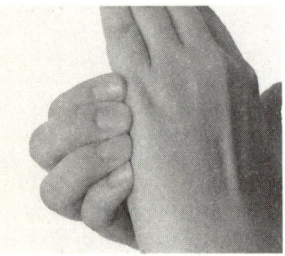

13. Handkante – KC

Bei der Sequenz sprechen Sie jeweils pro Punkt einmal die Kurz-
fassung des Affirmationssatzes (den Erinnerungssatz), während
Sie die Punkte in einer bestimmten Reihenfolge abklopfen.

Die 9-Gamut-Folge

Diese Folge, die sich unmittelbar an die Sequenz anschließt, beinhaltet das Klopfen des Gamut-Punktes (siehe auch Seite 42), während die Augen bewegt werden, gesummt und gezählt wird. Dies mag recht sonderbar und bizarr erscheinen, 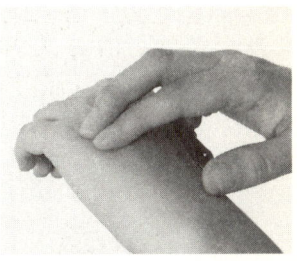 doch dieser Vorgang zielt auf eine Feinabstimmung des Gehirns ab, die dadurch erreicht wird, dass durch bestimmte Augenbewegungen verschiedene Gehirnbereiche, durch das Summen eines Liedes die rechte (kreative und emotionale) Hirnhälfte und durch das Zählen die linke (rationale) Hirnhälfte angesprochen werden. Wichtig ist dabei, dass Sie bei der Ausführung der 9-Gamut-Folge (der Begriff »Gamut« stammt von Dr. Callahan) den Kopf gerade und ruhig halten.

Während Sie kontinuierlich den Gamut-Punkt klopfen, machen Sie folgende Abfolge von neun Schritten:
1. Augen schließen,
2. Augen öffnen,
3. nach unten rechts blicken,
4. nach unten links blicken,
5. die Augen einmal im Uhrzeigersinn kreisen,
6. die Augen einmal gegen den Uhrzeigersinn kreisen,
7. ein Lied (laut) summen (etwa 2 bis 3 Sekunden lang, z. B. »Happy Birthday«),

8. von eins bis fünf (laut) zählen,

9. Lied (laut) summen wie Punkt 7.

(*Anmerkung:* Es ist unerheblich, ob Sie zuerst nach links oder rechts unten blicken und ob Sie zuerst im Uhrzeigersinn oder gegen den Uhrzeigersinn die Augen bewegen.)

> Bei der 9-Gamut-Folge klopfen Sie den Gamut-Punkt und führen dabei die angegebenen Bewegungen mit den Augen aus, summen und zählen.

Die Wiederholungssequenz

Gleich anschließend folgt erneut die Klopfsequenz mit gleichzeitigem Sprechen des Erinnerungssatzes.

Einwertung

Nach Beendigung dieser Sequenz gehen Sie wieder in sich, spüren der Störung nach und werten erneut den Grad des JETZT wahrgenommenen Unbehagens auf der 10er-Skala ein.

Nachtesten

Sind Sie bei null angelangt, sollten Sie versuchen, das bearbeitete Symptom wieder zu erzeugen.

Für den Fall von Höhenangst: Gehen Sie zunächst im Geiste in die Höhe. Sind Sie erfolgreich bei dieser »Trockenübung«, zeigen sich also keine Höhenangst-Symptome mehr, können Sie es auch wagen, tatsächlich auf eine Leiter zu steigen, einen Balkon zu betreten etc. – stets in herantastenden Schritten und in absichernder Begleitung.

Ist das Problem aufgelöst, werden Sie bemerken, dass Sie sich überrascht und entspannt diesen »Herausforderungen« stellen können, ohne dabei die gesunde Vorsicht zu verlieren. Es tritt sogar der Effekt auf, dass vormals Ängstliche sich in luftiger Höhe entspannter fühlen können als viele andere, bei denen bislang keine Höhenangst aufgetreten ist.

Für den Fall von Rückenschmerzen: Bewegen Sie Ihren Rumpf und führen Sie vorsichtig Bewegungen aus, die Sie sonst vermieden haben.

Taucht erneut Unbehagen bzw. eine körperliche Symptomatik auf, unterbrechen Sie sofort Ihre »Gehversuche« und wenden sich der jetzt bestehenden Problematik mithilfe der EFT-Methode zu. Wie Sie später erfahren werden (ab Seite 71), ist ein neuer Aspekt aufgetreten, der bearbeitet werden muss.

Das Grundrezept –
eine Zusammenfassung

Somit haben Sie alle Zutaten für das EFT-Grundrezept zusammen. Sie können nun damit beginnen, EFT in seiner Grundform anzuwenden. Um Ihnen diesen Anfang zu erleichtern, wiederhole ich hier noch einmal kurz die nötigen Schritte:

1. Sie wählen ein Problem, das Sie lösen möchten. Hierbei kann es sich um ein körperliches Symptom (z. B. Kopfschmerz) oder ein psychisches Symptom (z. B. Höhenangst) handeln.

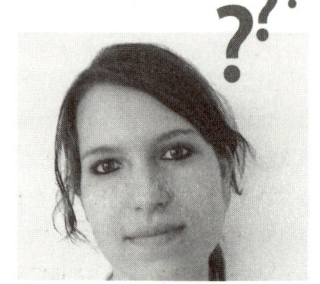

2. Spüren Sie in sich bzw. erinnern Sie sich an eine Situation, in der Sie dieses Unbehagen wahrgenommen haben, und stufen Sie das Unbehagen, das dieses Symptom GERADE JETZT in Ihnen verursacht, auf der Skala von null bis zehn ein.

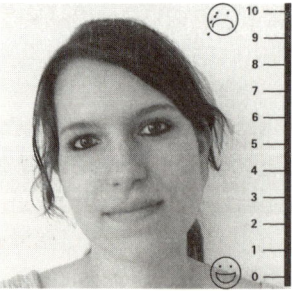

3. Reiben Sie den *sore spot* oder klopfen Sie den Handkantenpunkt (KC), während Sie dreimal (laut) den Affirmationssatz sagen in der Form:

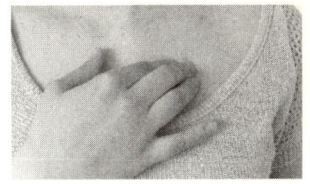

»Auch wenn ich diese Kopfschmerzen (Höhenangst) habe, (liebe und) akzeptiere ich mich voll und ganz.«

Seien Sie möglichst spezifisch dabei!

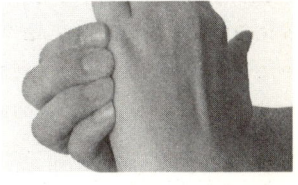

4. Klopfen Sie die Sequenz-Punkte mit Zeige- und Mittelfinger bzw. mit vier Fingern, während Sie bei jedem Punkt (laut) den »Erinnerungssatz« sagen:

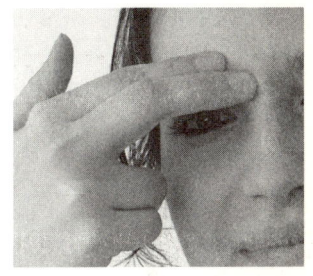

»Diese Kopfschmerzen (Höhenangst).«

5. Klopfen Sie den Gamut-Punkt und machen Sie dabei die 9-Gamut-Folge mit Augenbewegungen, Summen, Zählen und Summen.

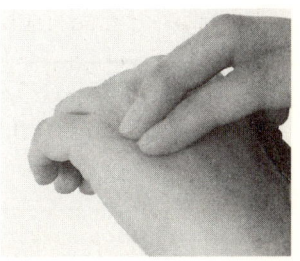

6. Wiederholen Sie das Klopfen der Sequenz-Punkte mit dem gleichzeitigen Sprechen des »Erinnerungssatzes« (wie Punkt 4).

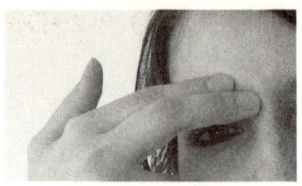

7. Gehen Sie nochmals in sich, schließen Sie eventuell dabei auch die Augen und spüren Sie nach, wie stark Sie das ursprüngliche Unbehagen (siehe Punkt 1) JETZT IN DIESEM AUGENBLICK noch wahrnehmen. Führen Sie dabei eine erneute Bewertung auf der 10er-Skala durch.

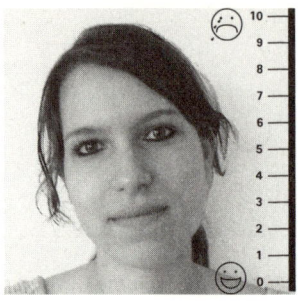

8. Sind Sie bei null angelangt, geben Sie sich noch ein paar Momente, entspannt diese Freiheit vom Symptom mit ein paar tiefen Atemzügen zu genießen.

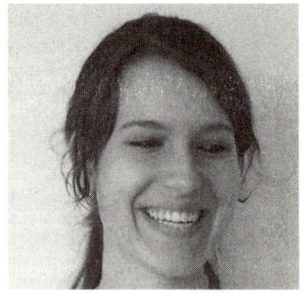

Folgedurchgänge

Es kann durchaus sein, dass die Störung nach der einmaligen Anwendung des Grundrezeptes (also bereits nach wenigen Minuten) verschwunden ist, oft erfährt man jedoch auch nur eine teilweise Erleichterung. Sind Sie bei dieser erneuten Bewertung (siehe Punkt 7 der obigen Zusammenfassung) auf der Skala noch nicht bei null angelangt, sind der Kopfschmerz oder die Höhenangst also noch vorhanden – wenngleich in geringerer Ausprägung als zu Beginn der Anwendung von EFT –, werden die *Schritte drei bis sieben aus der obigen Zusammenfassung wiederholt.*

Lediglich Affirmationssatz und Erinnerungssatz erfahren eine kleine Abänderung folgender Art:

Affirmationssatz: »*Auch wenn ich* noch *dieses* restliche … (hier Problem einfügen) *habe, (liebe und) akzeptiere ich mich voll und ganz.*«
Erinnerungssatz: »*Dieses* restliche … (hier Problem einfügen).«

Unsere Beispiele ergeben die folgenden Sätze:
Affirmationssatz: »*Auch wenn ich* noch *diese* restlichen *Kopfschmerzen habe, (liebe und) akzeptiere ich mich voll und ganz.*«
Erinnerungssatz: »*Diese* restlichen *Kopfschmerzen.*«

Oder:

Affirmationssatz: »*Auch wenn ich* noch *diese* restliche *Höhenangst habe, (liebe und) akzeptiere ich mich voll und ganz.*«
Erinnerungssatz: »*Diese* restliche *Höhenangst.*«

Nach diesem Folgedurchgang nehmen Sie erneut eine Einwertung vor, wie Sie GERADE JETZT dieses Unwohlsein erleben. Hier kann es wiederum sein, dass sich für die Einwertung die Null (also Symptomfreiheit) ergibt, es kann aber auch sein, dass Sie zwar erneut einen niedrigeren, aber von null verschiedenen Wert feststellen. So könnten Sie zum Beispiel einen Ausgangswert von acht gehabt haben, der nach dem ersten Durchgang des EFT-Grundrezeptes auf beispielsweise den Wert fünf und nach dem Folgedurchgang auf den Wert drei gesunken ist. Das heißt, Sie sollten noch einen bis zwei weitere Durchgänge anschließen, um zum Wert null zu gelangen – lediglich ein Aufwand von wenigen Minuten.

Eine praktische Abkürzung

Ergibt sich bei der Einwertung ein Wert von eins oder zwei, können Sie statt des gesamten EFT-Grundrezeptes auch eine Abkürzung verwenden: die »*Boden-Decke-Technik*« – und das geht so:

Während Sie kontinuierlich den Gamut-Punkt (Seite 42, 61) klopfen, sprechen Sie den Affirmationssatz (»*Auch wenn ich noch dieses restliche … habe, akzeptiere ich mich voll und ganz.*«) und lassen dabei Ihren Blick langsam vom Boden bis zur Decke gleiten. Hierfür sollten Sie sich etwa acht Sekunden Zeit lassen und stets den Kopf ruhig und gerade halten. Nur die Augen sollen sich bewegen. Danach nehmen Sie erneut eine Bewertung vor.

Wenn Sie sich dieses EFT-Grundrezept einmal einverleibt haben, werden Sie leicht feststellen können, wie einfach und schnell die Methode ist. Innerhalb von zwei Minuten haben Sie einen Durchgang des Grundrezepts einschließlich Setup-Phase absolviert. Jeder weitere Folgedurchgang – wo nötig – wird Sie ebenso schnell der Lösung Ihres Problems näher bringen.

Sie können erfahren, wie sich innerhalb kürzester Zeit emotionales Unwohlsein wie beispielsweise Angst, Wut, Traumata oder körperliches Unwohlsein wie zum Beispiel Schmerzzustände, Atemprobleme und vieles andere leicht auflösen bzw. merklich verbessern lassen.

Ist diese positive Wirkung erst einmal erreicht, so ist davon auszugehen, dass das Ergebnis dauerhaft anhält, Sie also von diesem emotionalen oder körperlichen Problem befreit sind. Sollten die Beschwerden jedoch erneut auftreten, so hat dies damit zu tun, dass es noch nicht behandelte ursächliche Kräfte (wir sprechen hier von »Aspekten«, »psychischer Umkehr« und »energetischen Toxinen«) gibt, die das »Feuer« des Unwohlseins erneut entfachen. Diese Situation wird das Thema im Kapitel ab Seite 85 sein.

Einige Beispiele

PETRA hatte immer wieder stark juckende Pusteln auf der Haut des Brustbereiches. Gewöhnlich kratzte sie diese auf, was zur Folge hatte, dass sich die Pusteln entzündeten und stärker vermehrten. Einige schlaflose Nächte hatte sie mit diesem Problem schon verbracht. In einer dieser Nächte wachte sie wieder auf, wollte bereits kratzen, besann sich aber dann der Möglichkeit der EFT-Methode, die sie kurz zuvor erlernt hatte. Sie setzte sich also im Bett auf und wandte sich dem EFT-Grundrezept zu.

Zunächst wertete sie das Jucken, das sie gerade verspürte, mit der Ziffer Zehn ein. Dann rieb sie sich den *sore spot* und verwendete folgende Affirmation: »*Auch wenn ich dieses starke Jucken auf der Haut meiner Brust habe, akzeptiere ich mich voll und ganz.*« Dies wiederholte sie dreimal. Der Setup-Phase folgten das Klopfen der Sequenz mit »*Dieses starke Jucken*«, die 9-Gamut-Folge und erneut die Sequenz. Nach Beendigung der Klopfsequenz spürte sie der Stärke des Juckreizes nach und nahm eine erneute Einwertung vor. Mit Freude konnte sie feststellen, dass der Juckreiz auf den Wert sechs zurückgegangen war.

Ein weiteres Reiben des *sore spot* schloss sich an mit der Affirmation: »*Auch wenn ich noch etwas Jucken auf der Haut meiner Brust habe, liebe und akzeptiere ich mich voll und ganz.*« Wieder Sequenz, 9-Gamut-Folge und Sequenz, dieses Mal mit: »*Dieser restliche Juckreiz.*« Petra spürte in sich und wertete das noch vorhandene Jucken mit einer Zwei ein. Also noch eine Runde EFT-Grundrezept, nach der der Juckreiz sich völlig aufgelöst hatte. Petra konnte sich nach etwa zehn Minuten EFT-Anwendung erlöst wieder ihrem Schlaf hingeben, der auch die ganze Nacht über ungestört blieb. Zu ihrer Überraschung meldete sich der Juckreiz auch am folgenden Tag nicht – und so blieb es für die nächsten Tage und Nächte, sodass die Pusteln endlich abheilen konnten. – Auf Nachfrage zwei Jahre später berichtete sie, dass sie weiterhin von ihrem Hautproblem gänzlich verschont bleibt.

Zu Besuch bei **WOLFGANG** bemerkte ich, dass er gerade den Drang verspürte, sich eine Zigarette zu genehmigen. Ich schlug ihm vor, ein Experiment zu machen, bei dem er erfahren könne, dass es ganz leicht sei, auf diese Zigarette zu verzichten. Zögernd konnte er seinen Widerstand gegen diesen Versuch aufgeben, nachdem ich ihm versichert hatte, dass dies nicht seine letzte Zigarette gewesen sein würde – er wollte ja nicht mit dem Rauchen aufhören. Wolfgang hielt seine Zigarette in der Hand. Ich bat ihn, an ihr zu schnuppern, den Geruch in sich aufzunehmen und einen »trockenen« Zug von dieser Zigarette zu nehmen, so als ob er jetzt rauchen würde. Die folgende Einwertung des Verlangens nach einer Zigarette ergab eine Neun. Ich bat Wolfgang, den Blick im weiteren Verlauf auf der Zigarette ruhen zu lassen. Dann führte Wolfgang das Setup durch, indem er den *sore spot* rieb und dabei die folgende Affirmation verwendete: »*Auch wenn ich dieses starke Verlangen nach dieser Zigarette habe, akzeptiere ich mich voll und ganz.*« Dann folgten Sequenz, 9-Gamut-Folge und Sequenz mit dem Erinnerungssatz: »*Dieses starke Verlangen.*«

Ich ließ Wolfgang erneut an seiner Zigarette »trocken« ziehen, daran schnuppern und bat ihn, sich auf sein Verlangen nach dieser Zigarette einzustimmen. Die Einwertung ergab eine Fünf. Wir führten nun einen Folgedurchgang durch mit Setup-Phase (»*Auch wenn ich noch etwas Verlangen nach dieser Zigarette habe, akzeptiere ich mich voll und ganz.«*), Sequenz, 9-Gamut-Folge, Sequenz (*»Dieses restliche Verlangen.«*) und legten die nächste Einwertung fest, die eine Zwei ergab. Ein weiterer Folgedurchgang führte zu einer Einwertung von null. Ich forderte Wolfgang nun heraus, indem ich ihm diese Zigarette schmackhaft zu machen versuchte, ihm den Genuss des Rauchens vor Augen führte, ihn anregte, sich doch daran zu erinnern, welches Bedürfnis er noch vor ein paar Minuten hatte, dieser seiner Lust zu frönen. Doch alles half nichts – das Verlangen nach dieser Zigarette war einfach wie weggeblasen. Er legte die Zigarette weg, und sie blieb auch noch den ganzen Nachmittag über dort unberührt liegen, obgleich er gewöhnlicherweise über diesen Zeitraum hinweg bereits mehr als eine Zigarette geraucht hätte.

Hinweis: Wolfgang hatte bei diesem »Experiment« in keinster Weise im Sinn, auf seine Zigarette verzichten zu wollen, ganz im Gegenteil. Am Abend dann genehmigte er sich wieder eine Zigarette und raucht auch weiterhin. Er merkte allerdings an, dass er die EFT-Methode anwenden werde, falls er mit dem Rauchen aufhören wolle.

Dieses Beispiel verdeutlicht jedoch, dass EFT selbst dann kurzfristig seine Wirkung zeigen kann, wenn man nichts verändern möchte. Wir erkennen bei diesem »Experiment« auch, dass sicherlich kein »Placebo-Effekt« aufgetreten sein kann, bei dem die gewünschte Wirkung eintritt, weil man an diese Methode glaubt. Weder war in diesem Beispiel die Wirkung erwünscht, noch bestand irgendein »Glaube« an die Wirksamkeit dieser Methode, noch habe ich suggeriert, dass diese Methode in jedem Falle wirken würde – ein Versuch eben.

ANNE war unfähig, unbekannte Personen anzurufen, weil sie stets befürchtete, dass sie stören würde und dass diese Personen schlecht über sie denken könnten. Ich forderte Anne auf, sich vorzustellen, den Hörer in die Hand zu nehmen und irgendjemanden anzurufen. Diese Vorstellung rief in ihr Unbehagen hervor, das sie mit zehn einstufte. Anne führte dann verschiedene Runden des EFT-Grundrezeptes durch, wobei sie folgende Affirmationen und Erinnerungssätze verwendete:

»Auch wenn ich diese Angst vor dem Urteil der Leute am anderen Ende der Leitung habe, liebe und akzeptiere ich mich voll und ganz.« – »Diese Angst.«

»Auch wenn ich diesen Mangel an Selbstvertrauen in mir habe, liebe und akzeptiere ich mich voll und ganz.« – »Dieser Mangel an Selbstvertrauen.«

»Auch wenn ich dieses nervöse Gefühl in meinem Magen habe, liebe und akzeptiere ich mich voll und ganz.« – »Dieses nervöse Gefühl in meinem Magen.«

Alle diese Aspekte des Problems fielen nach zwei bis drei Runden des EFT-Gundrezeptes auf eine Einwertung von null, sodass wir einen »Feldversuch« starten konnten. Ich nahm das Telefonbuch, öffnete es auf irgendeiner Seite und zeigte auf eine beliebige Telefonnummer, ohne dass sich bei Anne Unwohlsein einstellte. Was die ganze Angelegenheit noch »reizvoller« machte, war der Umstand, dass es bereits neun Uhr am Abend war. Anne sollte diese Nummer wählen, eine fiktive Person verlangen und dann entschuldigend behaupten, sich verwählt zu haben. Sie wagte tatsächlich diesen Versuch, berichtete aber danach, dass sie dabei schwitzte. So führten wir eine weitere Runde Grundrezept durch, und zwar mit:

»Auch wenn ich dieses nervöse Schwitzen habe, wenn ich anrufe, liebe

und akzeptiere ich mich voll und ganz.« – *»Dieses nervöse Schwitzen.«*
Es folgte ein erneuter Versuch mit einer weiteren unbekannten Telefonnummer – und Anne begann sogar, sich an diesem Abenteuer zu erfreuen! Am nächsten Morgen sprach sie von einem Handy, das sie sich zulegen wollte. Auf Nachfrage einige Wochen später berichtete sie, dass sie jetzt ohne Probleme telefoniere und sie sich tatsächlich ein Handy zugelegt habe. Eineinhalb Jahre später kann Anne nur noch lächelnd den Kopf schütteln, wenn sie auf dieses »alte Problem« angesprochen wird.

VERONIKA verspürte, wie so oft in ihrem Leben, wieder einmal heftige Bauchschmerzen, die mit ihrer Monatsblutung zusammenhingen. Sie besann sich des EFT-Grundrezeptes und wertete ihre Schmerzen mit zehn. Eine Runde mit *»Auch wenn ich diese ziehenden Regel-Bauchschmerzen habe, akzeptiere ich mich voll und ganz«* bzw. *»Diese Regel-Bauchschmerzen«* und drei Runden Folgedurchgänge mit *»Auch wenn ich noch etwas von diesen ziehenden Regel-Bauchschmerzen habe, akzeptiere ich mich voll und ganz«* bzw. *»Diese restlichen Regel-Bauchschmerzen«* brachten die Schmerzen bis auf eine Einwertung von eins herunter. Veronika erinnerte sich dann daran, dass sie bei diesem Stand auch die »Boden-Decke-Technik« (siehe Seite 64.) anwenden kann und brachte damit den letzten Rest von Bauchschmerz zum Verschwinden. Die Schmerzen traten während des Verlaufs dieser Regelblutung nicht mehr auf. In den Folgemonaten verliefen die Blutungen nahezu beschwerdefrei. Vereinzelt aufkommende leichte Schmerzen löste Veronika mit dem Grundrezept stets erfolgreich auf.

Wenn EFT scheinbar nicht wirkt

Sie haben nun bereits einige Durchgänge des EFT-Grundrezeptes hinter sich und dennoch keine oder nur eine geringe positive Veränderung der Symptomatik erfahren (in seltenen Fällen kann sich das Symptom auch etwas verstärken). Es liegen hier möglicherweise besondere Sachverhalte vor, die jedoch mit EFT bewältigt werden können.

Aspekte

Die Beachtung von verschiedenen Aspekten eines Problems ist von immenser Bedeutung bei der Anwendung von EFT. Symptome setzen sich oft aus zahlreichen Teilen, eben Aspekten, zusammen, die jeweils ein eigenes zu behandelndes Problem darstellen. So finden wir – in verschiedener Ausprägung, Zusammensetzung und gegenseitiger Durchdringung – immer wieder ein Gemisch aus a) körperlichem Unwohlsein, b) emotionalen Anteilen, c) belastenden Erinnerungen an Ereignisse und d) hindernden und das Problem nährenden Gedankenmustern. Das Problem, das sich aus verschiedenen Teilen gebildet hat, wird nicht weichen, bis zentrale Teilaspekte – jeder speziell für sich – mit EFT gelöst worden sind.

Lassen Sie mich diesen Sachverhalt anhand einer Metapher veranschaulichen: Nehmen wir an, Ihre Problempalette sei ein

Labyrinth aus einzelnen Mauern, die teils schon in die Jahre ge-
kommen sind – der ein oder andere Teil ist bereits weggebro-
chen –, die sich aber dennoch gegen den Lauf der Zeit zu stem-
men wissen und den Blick und den Zugang auf »neues Land«
verwehren. Die jeweilige »emotionale Mauer«, die sich aus mehr
oder minder zahlreichen Einzelsteinen zusammensetzt und deren Größen und Formen vielfältig sind, repräsentiert ein be-
stimmtes, allgemeines emotionales Problem. Die Einzelsteine
stellen dann die Aspekte dieses Problems »Mauer« dar.

Wenn Sie nun versuchen, EFT auf dieses globale Problem (also
auf die Mauer insgesamt) anzuwenden, kommt dies kleineren
Erschütterungen gleich, denn Sie »klopfen« ja an diese Mauer,
mit dem Resultat, dass sich an vereinzelten Stellen Mörtel und
zuweilen auch ein kleiner Stein zu lösen vermögen und sich dadurch winzige Lücken auftun. Zwar wird man mit dieser Vorgehensweise gewisse Fortschritte erzielen (siehe das Kapitel »Zwei
besondere Techniken« ab Seite 93), doch auf das umfassende
Problem »Mauer« bezogen wird sich zunächst wohl kaum eine
Veränderung feststellen lassen – die Mauer steht noch immer
scheinbar unberührt vor uns.

Neulingen unterlaufen in dieser Hinsicht zumeist zwei Haupt-
fehler bei der Anwendung von EFT, die dann fälschlicherweise
zur Annahme führen können, dass EFT bei einem gegebenen
Problem nicht wirkt: Sie sind *nicht spezifisch* und *nicht ausdauernd* genug.

Anfängerfehler 1: Nicht spezifisch genug
Dies ist einer der häufigsten Fehler, die bei der Durchführung
von EFT gemacht werden: *Das Problem ist allzu allgemein, all-*

zu global gefasst (siehe auch unter Affirmation, Seite 48 f.). Wird dieser Fehler korrigiert, stellt sich dann oftmals der gewünschte Erfolg ein.

Einige Beispiele mögen diesen Sachverhalt veranschaulichen:

»Ich konnte meiner Mutter nie etwas recht machen.«

»Ich habe oft das Gefühl, nichts wert zu sein.«

»Ich habe immer wieder Schmerzen.«

»Ich fühle mich in meiner Haut nicht wohl.«

»Ich fühle mich leicht beleidigt.«

»Ich habe in der Schule Probleme.«

Diese allgemeinen Aussagen – wie Sie leicht erkennen können – stellen jeweils eine ganze emotionale Mauer dar, die sich aus konkreten Erlebnissen (verschiedenen »Einzelsteinen«) aufbaut. Anstatt zum Beispiel die allgemeine Affirmation zu verwenden: *»Auch wenn ich das Gefühl habe, meiner Mutter nichts recht machen zu können, (liebe und) akzeptiere ich mich voll und ganz«*, ist es daher sinnvoller und weitaus wirkungsvoller, spezifischere Aussagen zu machen, wie etwa:

»Auch wenn meine Mutter sich über mich lustig machte, als ich ihr als Achtjährige in der Küche helfen wollte, (liebe und) akzeptiere ich mich voll und ganz.«

»Auch wenn meine Mutter meinte, ich würde zu nichts taugen, als ich ihr mein Zeugnis der 5. Klasse zeigte, (liebe und) akzeptiere ich mich voll und ganz.«

»Auch wenn meine Mutter mich an meinem neunten Geburtstag vor allen Gästen zur Schnecke machte, als ich meinen Anzug beschmutzte, (liebe und) akzeptiere ich mich voll und ganz.« ...

Jedes Problem, jeder »Einzelstein« muss also speziell mit EFT angesprochen und aus der emotionalen Mauer entfernt werden. Das heißt nun nicht, dass alle Aspekte des Problems gelöst und entfernt werden müssen. Es gibt zum Glück eine Art »Generalisierungseffekt«: Sind genügend »tragende Steine« (Hauptaspekte) bearbeitet, bricht die gesamte emotionale Mauer in sich zusammen und das zunächst hartnäckige Problem ist verschwunden. Wenn Sie schon bei Stapelspielen versucht haben, mit wenigen Zügen den Stapel zum Einsturz zu bringen, wissen Sie, was ich meine: Sobald einige tragende Elemente aus dem Stapelgebilde entfernt wurden, stürzt der ganze Turm in sich zusammen.

Teilaspekte eines Problems können neben spezifischen, konkret einzuordnenden Erlebnissen auch Einzelkomponenten sein, die sich zunächst nicht sogleich erschließen. So kann es geschehen, dass Sie – nehmen wir wiederum unser Beispiel der Höhenangst – das Gefühl haben, mit EFT das Problem gelöst zu haben. Denn Sie haben sich auf den Balkon des 20. Stockwerks gewagt, was zuvor undenkbar gewesen war, und haben sogar den imposanten Ausblick genießen können – und dies ohne jegliche Höhenangst. Nun treten Sie – mit sichernder Begleitung – näher an die Balkonbrüstung heran und sehen auf die Straße hinunter. Sie blicken dabei erneut Ihrer Höhenangst ins Gesicht. Was ist geschehen? Ein neuer, bislang nicht bearbeiteter Aspekt taucht auf und ruft eine Störung Ihres Energiesystems hervor: zum Beispiel der Blick hinunter oder der Blick hinunter auf dieses Durcheinander an Bewegung (Autos, Menschen etc.).

Alle diese Einzelaspekte, wenn sie sich noch wirksam zeigen, können und müssen mit EFT bearbeitet werden, um das Symptom letztendlich vollständig aufzulösen.

Weiterhin kann es sein, dass sich Qualität und Lokalisation des Problems verändern und Sie – weil Sie diese Veränderung nicht registrieren – zum falschen Schluss gelangen, EFT sei hier wirkungslos. So kann es durchaus sein, dass sich nach Anwendung von EFT Kopfschmerz in Nackenschmerz bzw. Schmerz sich in ein Verspannungsgefühl verwandeln. Diese Veränderungen sind ebenfalls als neue Aspekte weiter zu verfolgen und mit EFT abzuklopfen (siehe auch »Hilfe, das Symptom verschlechtert sich!«, Seite 80 ff.).

Sie sehen, die Sache mit den Aspekten ist eine wichtige Angelegenheit, die Ihrer Aufmerksamkeit bedarf, damit EFT seine Wirkung voll entfalten kann.

MARIANNE litt seit Jahren an einer Spinnenphobie. Allein die bildliche Vorstellung einer kleinen Spinne löste bei ihr eine Alarmstimmung aus: Schweißausbruch, Schwindel, Gänsehaut, Herzklopfen etc. Zunächst tasteten wir uns über allgemeinere Affirmationen wie »Diese Angst vor den Tieren mit den langen und vielen Beinen«, »Diese Gänsehaut beim Gedanken an Spinnen«, »Diese Schwindelgefühle beim Namen Spinne«, »Dieser Schweißausbruch bei der Vorstellung, einer Spinne nahe zu sein« etc. an das Problem heran. Nachdem die wichtigsten körperlichen Begleitsymptome entschärft worden waren (Einwertung zwischen zwei und null), sollte sich Marianne eine Spinne ihrer Wahl vorstellen. Sie beschrieb mir im Detail das, was sie so an Spinnen wahrnahm: die haarigen Beine, den Zangenmund, die Körperform etc.

Die mit neuen Aspekten auftretenden Emotionen wie Ekel, Unwohlsein und körperlichen Begleiterscheinungen wie Muskelverspannungen, Schwitzen, Herzklopfen etc. wurden nun mit dem Grundrezept auf eine Einwertung zwischen zwei und null gebracht. Erst jetzt war

Marianne dazu bereit, dem »Corpus Delicti«, der Spinne, gegenüberzutreten. Zunächst zeigte ich ihr Bilder aus Büchern und ließ mir von ihr erklären, was sie dabei erkennen kann und was sie dabei fühlt. Auftretendes emotionales bzw. körperliches Unwohlsein wurden jeweils sogleich mit dem Grundrezept angegangen und bereinigt.

Dann kam der große Moment: Marianne war bereit, sich der Spinne zu stellen. Ich stellte ein verschlossenes Glas mit einer darin gefangenen kleinen Spinne in sicherer Entfernung von Marianne auf den Boden, sodass sie sie nur unklar wahrnehmen konnte. Allein die Anwesenheit dieses kleinen Geschöpfs führte erneut zu einer Unruhereaktion, die mit EFT benannt und aufgelöst wurde. Auf diese Weise brachte ich die Spinne immer näher an sie heran, ohne weitere Reaktionen hervorzurufen. Erst als sich die Spinne bewegte, zeigte Marianne erneut Reaktionen. Die Affirmationen bezogen sich dann speziell auf die Art und Weise des Bewegens der Spinne, bis auch diese Aspekte aufgelöst waren. Marianne konnte schließlich auch das Glas – nachdem eine gewisse Abneigung abgeklopft worden war – in die Hand nehmen und die Spinne genauer betrachten, ohne irgendwelche belastenden Reaktionen zu zeigen. Sie bemerkte sogar, dass »diese Tiere eigentlich doch gar nicht so schrecklich« seien.

Wie Sie erkennen können, sind bei einem derartigen Problem viele Einzelschritte wegen einer großen Anzahl von Einzelaspekten nötig, wobei im Falle von Marianne wegen dieser Fülle an Aspekten noch einige Schritte folgen müssen, um ein vollkommen entspanntes Verhältnis zu Spinnen entwickeln zu können. Für sie war diese Sitzung jedoch ein erster großer Durchbruch, der – wie sie mir später mitteilte – dazu führte, dass sie nun nicht mehr panisch und kreischend aus dem Zimmer läuft, nur weil sie eine Spinne entdeckt hat.

Nicht jeder Fall einer Spinnenphobie ist derart reich an Aspekten. Es gibt auch Fälle, in denen sich eine Spinnenphobie ohne großen Aufwand erledigte, weil eben weniger einflussreiche Aspekte vorhanden gewesen waren.

Anfängerfehler 2: Fehlende Ausdauer

Gary Craig betont immer wieder, dass es überaus wichtig ist, nicht zu früh aufzugeben, selbst wenn es so scheint, dass EFT bei dem behandelten Problem das gewünschte Resultat nicht erzielt. Dies mag – wie Sie bereits erahnen können – daran liegen, dass das Problem (sehr) komplex ist und sich eben aus vielen verschiedenen Aspekten zusammensetzt, wobei man genügend Aspekte auflösen muss, bevor sich der Erfolg einstellt (siehe Anfängerfehler 1). Es kann aber auch an weiteren Faktoren liegen, die weiter unten beschrieben werden. In jedem Falle gilt: den verschiedenen Ursachen – von denen hier einige angeführt sind – unbeirrt nachgehen und nicht voreilig einen möglichen Erfolg mithilfe von EFT leichtfertig preisgeben.

MONIKA kam zu mir, weil sie bereits seit fast zwei Jahren unter Schmerzen im linken Schulterbereich (Schulter-Arm-Syndrom) litt, zahlreiche Heilversuche verschiedenster Art erfolglos hinter sich hatte und es anscheinend keine Hilfe für sie gab. Nach der Anamnese über Auftreten und Art des Schmerzes und ihrer Lebenssituation unternahmen wir erste Runden des EFT-Grundrezeptes mit verschiedenen Affirmationssätzen, wie zum Beispiel »Schulterschmerzen beim Anheben des Armes«, »Zweifel darüber, ob sie jemals wieder ohne diese Schmerzen sein würde«, »Zweifel daran, ob EFT ihr dabei helfen kann«, »Zweifel, ob sie überhaupt gesund sein will« – alles ohne jeglichen Erfolg: Monika konnte ihren Arm nur unter großem Schmerz anheben. Wir verstärkten nun das Setup, indem sie die Affirmationen noch intensiver betonte und den *sore spot* mit stärkerem Druck rieb. Es zeigte sich weiterhin keine Besserung.

So mussten wir eine ganze Weile weiter Detektiv spielen, bis sie erste Reaktionen zeigte, als wir auf folgenden Satz stießen: »*Auch wenn ich es nicht verdient habe, ohne diese Schulterschmerzen zu sein, liebe und akzeptiere ich mich voll und ganz.*« Monika verspürte eine leichte Besserung, als sie nun den Arm anhob. Wir waren also auf einer richtigen Spur. Schließlich kamen wir zum Durchbruch mit: »*Auch wenn ich diese Schuldgefühle wegen ... habe und ich mir nicht erlauben kann, mein Leben zu leben, liebe und akzeptiere ich mich voll und ganz.*« (Den Inhalt der Schuldgefühle habe ich aus Gründen der Diskretion durch Punkte dargestellt.) Nach der EFT-Runde mit dieser Affirmation und »*Diese Schuldgefühle*« war es Monika möglich, ihren Arm nahezu schmerzfrei anzuheben, ihn zu kreisen und verschiedenste Bewegungen durchzuführen, die für sie während der letzten Monate gänzlich undenkbar gewesen waren. Dieser schmerzfreie Zustand hielt drei Tage lang an. Aufgrund der Komplexität der zugrunde liegenden Problematik war es am Ende der Sitzung klar, dass noch weitere Behandlungen für einen dauerhaften Erfolg nötig sein werden.

Dieses Beispiel verdeutlicht, dass ein scheinbar aussichtsloses Unterfangen dennoch zu einem positiven Ergebnis führen kann, wenn man genügend Ausdauer und Kreativität einsetzt, um zu einem Kernstück des Problems vorzudringen. Die ersten scheinbar erfolglosen Runden mit EFT können durchaus dazu beigetragen haben, um die-

sen Kernaspekt bloßzulegen. Und wie sich durch das erneute Auftreten der Schmerzen zeigt, scheinen noch weitere Kernaspekte dieses
Arm-Schulter-Symptom aufrechtzuerhalten. Es ist anzunehmen, dass
das Problem mit dem Arm geheilt sein wird, wenn diese Aspekte gelöst sind, weil die Schmerzen auf EFT angesprochen haben.

Allgemein können wir festhalten: Es kommt immer wieder vor,
dass Sie ein Symptom benennen, wie eben zum Beispiel den
Schulterschmerz, und Sie dann plötzlich bei einem anderen Aspekt landen, der mit dieser Störung im Zusammenhang steht,
wie zum Beispiel *Zweifel.* Bearbeiten Sie dann diesen Aspekt so
lange, bis die Einwertung bei eins oder null angelangt ist. So gehen Sie jeden neu auftauchenden Aspekt jeweils für sich durch.
Indem Sie beharrlich all das weiterklopfen, was in Ihnen an Bil-
dern, Sätzen, Gedanken auftaucht, landen Sie womöglich dann
bei einem emotionalen Hauptaspekt (wie im Beispiel *Schuldgefühle*), der (mit)verantwortlich für die Schulterschmerzen ist.

Wenn Sie nun diesen Hauptaspekt klopfen und die emotionale Seite des Problems damit lösen, stellen Sie möglicherweise fest,
dass die Schulterschmerzen, der körperliche Ausdruck der Störung, ebenfalls verschwunden sind. Bei einem solchen Vorgang
können wir deutlich erfahren, wie sehr Psychisches und Physisches miteinander verwoben sind. Es kann natürlich auch geschehen, dass Sie mit einem körperlichen Problem beginnen und
nach Lösung dieser physischen Störung bemerken, dass auch ein
gewisses emotionales Symptom sich aufgelöst hat.

Sollten Sie dennoch nicht weiterkommen, sollte das Problem zu
komplex sein oder sich als allzu »schwer« erweisen, so ist es an-

Es ist manchmal »detektivische« Arbeit vonnöten, um die Zusammensetzung (Aspekte) eines Problems aufdecken zu können. Gary Craig weist immer wieder auf die Bedeutung der *Ausdauer (persistence)* hin und fordert dazu auf weiterzusuchen, zu klopfen, weiterzusuchen, zu klopfen: Physische und emotionale Aspekte werden auftauchen und der scheinbar stagnierende Fortschritt nimmt wieder Fahrt auf.

geraten, fachliche Hilfe aufzusuchen, die damit umgehen und Ihnen durch geeignete Maßnahmen weiterhelfen kann.

Hilfe, das Symptom verschlechtert sich!

Es gibt Fälle, in denen sich bei Anwendung von EFT zunächst eine leichte Verschlechterung der Symptomatik einstellt. Wie die Erfahrung zeigt, hat dies ebenfalls mit den Aspekten zu tun. Hierfür gibt es folgende Erklärung:

• Sie behandeln zunächst einen Aspekt, der sich anfänglich verbessert und dann *scheinbar* insgesamt verschlechtert. Ich betone *scheinbar,* denn auf Nachfragen stellt sich immer wieder heraus, dass ein anderer (oft qualitativ veränderter) Aspekt aufgetaucht ist und seine eigene »Ladung« zur Oberfläche bringt.

PETER kam wegen anhaltender stechender Kopfschmerzen zu mir. Eine organische Ursache war ärztlicherseits ausgeschlossen worden. Eine Einwertung seiner aktuellen Schmerzen ergab eine Acht. Eine erste Runde mit dem EFT-Grundrezept und der Affirmation *»Auch wenn ich diese stechenden Kopfschmerzen unter der Schädelde-*

cke habe, liebe und akzeptiere ich mich voll und ganz« führte zu einer leichten Verbesserung mit einer Einwertung von sechs. Nach dem Folgedurchgang meldete er jedoch eine Neun. Ich fragte Peter, ob er hinsichtlich des Schmerzes eine qualitative oder eine Lageveränderung feststellen könne. Er berichtete, dass der Kopfschmerz jetzt mehr ein dumpfer, drückender Schmerz sei. Wir verwendeten in der Folge diesen Qualitätswechsel in der Affirmation (*»Auch wenn ich diesen dumpfen, drückenden Kopfschmerz unter der Schädeldecke habe, …«*) und erreichten eine Vier, dann eine Zwei.

• Indem Sie zunächst – um bei der Mauermetapher zu bleiben – mit den ersten EFT-Runden »kleinere, oberflächlichere Steine« entfernt haben, tritt nun ein »Big One«, ein »tragender Stein« bzw. ein Hauptaspekt deutlich zu Tage, der eine größere energetische Ladung mit sich bringt und daher diese leicht verstärkte Symptomatik hervorruft. Sie erhalten also einen Hinweis, dass Sie auf eine Hauptquelle Ihres Problems gestoßen sind. Dieser Hauptaspekt ist ebenso mit EFT zu behandeln, und es darf erwartet werden, dass Sie nun gute Fortschritte machen.

Nachdem bei **PETER** dieser Druckkopfschmerz eine Einwertung von Zwei erfahren hatte, sprang im Verlauf des nächsten Folgedurchgangs der Schmerz plötzlich wieder auf eine Sieben. Ich bat Peter darum, in sich hineinzuspüren, um zu erkunden, was geschehen sei. Er bemerkte, dass er sich insgesamt unter Druck fühlte und er dies kenne, weil er sich stets unter Druck setze und »unter Strom« stehe (hier taucht also ein neuer, emotionaler Aspekt auf). Wir spezifizierten diesen Druck-Aspekt auf Affirmationen wie *»Auch wenn* *ich diese Berge an Arbeit vor mir sehe«, »Auch wenn ich meine, ohne mich geht gar nichts«* usw. und brachten all diese Aspekte auf eins bzw. null. Im Verlauf der Behandlung tauchten auch ganz spezifische Aspekte auf: Peter meinte zum Beispiel, den Anforderungen seines Vaters nicht gerecht werden zu können, dass er danach strebte, Lob von ihm zu erhalten … In der Folge stellte Peter fest, dass seine Kopfschmerzen verschwunden waren. Zudem kam er mit einem Seufzer der Erleichterung zu dem Schluss, dass er sich nun »keinen Kopf mehr machen wolle, was sein Vater von ihm halten würde«. Auf Nachfrage einige Zeit später berichtete Peter, dass er seither nur noch vereinzelt für kurze Zeit leichten Kopfschmerz verspüre, der für ihn nun aber eine Art Indikator dafür sei, wenn er beginnen würde, sich wieder unter Druck zu setzen. Dann nehme er sich einfach eine kurze Auszeit, wodurch der Anflug von Kopfschmerz gleich wieder verschwunden sei. Auch sein Verhältnis zu seinem Vater erlebe er jetzt als »entkrampfter«.

»Filmtechnik«

Gary Craig gibt Ihnen nun eine Technik zur Hand, die es Ihnen erleichtern soll, »spezifisch« zu sein, also Aspekte aufzuspüren. Dahinter steckt die Annahme, dass man automatisch zu spezifischen problembezogenen Ereignissen gelangt, wenn man sich das Problem als einen Film vorstellt, da hierbei spezifische Personen und Aktionen vorkommen müssen. Sollte es nicht möglich sein, die Störung als Film darzustellen, ist das Problem noch zu allgemein formuliert. Lassen Sie mich diese Technik anhand des Beispiels von Seite 73 darstellen: *»Ich konnte meiner Mutter nie etwas recht machen.«*

Wie Sie inzwischen wissen, ist diese Aussage zu allgemein, um mit EFT zu raschem Erfolg zu kommen, da sich hinter einer solchen Aussage ein ganzes emotionales Mauerstück mit zahlreichen Einzelsteinen verbirgt. Wenn man nun aber diese Aussage in einen Film verwandelt, zwingt dies dazu, die Aussage einem spezifischen Ereignis zuzuordnen. In unserem Fall wäre das zum Beispiel, dass *die Mutter sich lustig machte.* Die folgenden Schritte sehen daraufhin so aus:

- Zunächst soll die *Länge des Films* festgelegt werden. Handelt es sich hierbei um Tage, ist das zu lang: Das Thema ist weiterhin zu allgemein. Der Film sollte etwa zwei bis drei Minuten andauern.

- Bestimmen Sie dann einen *Titel* für den Film, der das Thema beschreibt. In unserem Falle zum Beispiel »*Mutter macht sich lustig in der Küche*«. Es geht darum, einen ganz spezifischen Titel zu wählen.

- Im nächsten Schritt *raten* Sie, welche emotionale Belastung der Film auslösen *könnte, wenn Sie sich diesen Film vorstellen würden* und ordnen Sie diesem Rateergebnis eine Zahl auf der Ihnen bereits bekannten Bewertungsskala zu.

- Nun führen Sie einige Durchgänge des EFT-Grundrezeptes mit der Filmtitel-Affirmation »*Dieser ... (Filmtitel)-Film*«, durch, also zum Beispiel »*Dieser Mutter-macht-sich-lustig-in-der-Küche-Film*«, um dem Film und seinem Inhalt allzu große emotionale Belastung wegzunehmen. (Gary Craig war und ist es stets daran gelegen, neben einfacher Methodik und rascher Ergebniserzielung diese Ergebnisse auch möglichst belastungsfrei mit EFT zu erreichen.)

- Im Kernstück dieser Technik ist es nun nötig, den *Film im Detail durchzugehen,* indem Sie sich den Filmablauf vorstellen, wenn Sie diese Technik bei sich selbst anwenden, oder indem Sie den Ablauf des Films einer anderen Person erzählen. Wichtig ist es hierbei, darauf zu achten, bei welchem Filmabschnitt Sie ein emotionales oder körperliches Unwohlsein erfahren. In diesem Fall müssen Sie anhalten und diese Stelle wie einen Aspekt ansehen und mit EFT behandeln. Ist dieser Aspekt erfolgreich gelöst, kehren Sie zum Anfang des Films zurück und lassen ihn erneut durchlaufen, bis ein weiteres belastendes Filmdetail auftaucht, usw.

- Haben Sie den gesamten Film derart durchlaufen, *wiederholen* Sie einen weiteren Filmdurchlauf *und überprüfen* Sie dabei, ob noch irgendwelche inneren Belastungen auftauchen. Falls ja, wenden Sie EFT wie gewohnt auf jede noch belastende Filmsequenz an. Dies wiederholen Sie so lange, bis der Film in Ihrer Vorstellung ohne jegliche innere Störung ablaufen kann.

Einen großen Stein aus Ihrer emotionalen Mauer haben Sie damit beseitigt. Sind einige tragende Einzelsteine dieses Mauergebildes »*Ich konnte meiner Mutter nie etwas recht machen*« herausgelöst, kann es durch den Generalisierungseffekt geschehen, dass diese Mauer in sich zusammenbricht und Sie von dem allgemeinen Problem befreit sind. Nun können Sie darangehen, die nächste Mauer in Ihrem Problem-Labyrinth zum Einsturz zu bringen usw.

ERIKA fand einfach keine innere Ruhe mehr. Das Erlebnis und die inneren Bilder eines kurz zuvor erlebten Unglücks verfolgten sie Tag und Nacht. Zudem quälten sie Schuldgefühle, weil sie nicht hatte helfen können. Ich bat Erika, eine sie stark belastende Sequenz dieses »Unglücks«-Films auszuwählen. Wir bearbeiteten diese mit der »Film-Technik« – und zwar mit gutem Erfolg. Dann wählten wir eine weitere Sequenz usw., lösten jeweils die Störung des Energiesystems für jede belastende Sequenz mithilfe dieser Technik auf und erreichten damit, dass Erika den gesamten »Unglücks«-Film ohne emotionale Belastung durchspielen konnte. Ihre Erleichterung war deutlich wahrzunehmen. In der Folgezeit konnte sie wieder normal ein- und durchschlafen. Das für sie traumatisierende Erlebnis übt auch nach über zwei Jahren keinen negativen Einfluss mehr aus.

Aspekte sind Elemente, aus denen sich sowohl ein physisches als auch psychisches Problem zusammensetzen kann. Jeder dieser Aspekte muss separat mit dem EFT-Gundrezept behandelt werden, so, als ob es sich um ein gesondertes Problem handelt. Hierbei ist es wichtig, ausdauernd und möglichst spezifisch zu sein.

Psychische Umkehr

Nachdem Sie nun die Bedeutung der Aspekte kennen gelernt haben, die eine zentrale Rolle für eine erfolgreiche EFT-Anwendung spielen, wenden wir uns jetzt einem weiteren bedeutenden Faktor zu, der einen Fortschritt in einer EFT-Behandlung blockiert und der einen bereits eingetretenen Erfolg sogar wieder zunichtemachen kann.

Psychische Umkehr (*psychological reversal*) ist ein Begriff für unbewusstes negatives Denken über sich selbst, das einen daran hindert, Fortschritte zu machen, Veränderungen zu erreichen, oder jemanden gar dazu bringt, sich selbst zu sabotieren. (Dieser Zusammenhang wurde ursprünglich von Dr. John Diamond festgestellt, von Dr. Callahan aufgenommen und von Letzterem mit dem genannten Begriff versehen.)

Die psychische Umkehr kann die Ursache für das Gefühl und die Erfahrung sein, im Leben nicht mehr weiterzukommen, gesetzte Ziele ständig zu verfehlen, zu versagen, auf halber Strecke stecken zu bleiben usw. Im Extrem führt dies sogar dazu, gegen sich selbst zu agieren. Beredte Beispiele sind die vielen vergeblichen Versuche von Personen, Gewicht zu verlieren, mit dem Rauchen aufzuhören, die nötigen Schritte für den angestrebten Erfolg zu unternehmen usw., aber auch depressive Zustände und degenerative Erkrankungen zählen dazu. Da dies irgendwann auch den Mitmenschen auffällt, werden den Betreffenden schließlich Attribute wie »willensschwach«, »motivationsschwach«, »Träumer« und andere Charakterdefizite angehängt – in Unkenntnis über eine wahrscheinliche und behebbare Ursache: die psychische Umkehr. Allen gemein ist diese unbewusste (chronische) »Polumkehr« ihres Energiesystems, die dazu führt, dass sie auf der Stelle treten. Dieses Phänomen kann im Extremfall das gesamte Leben beherrschen, bezieht sich aber in den meisten Fällen nur auf vereinzelte Lebensbereiche.

Die psychische Umkehr wird – wie Sie bereits von Seite 47 wissen – im Setup des EFT-Grundrezeptes ausgeglichen. Es kann jedoch sein, dass sich die Umkehr sogleich wieder einstellt und im Verlauf der EFT-Anwendung ein Fortschreiten unmöglich macht. Ist dies der Fall, können Sie folgendermaßen positiv darauf einwirken:

- Führen Sie das Setup – und hier vor allem die Affirmation – mit besonders starker Intensität in Gefühl, Gestik, Lautstärke, Betonung durch. Seien Sie also besonders emotional und ausdrucksstark.
- Variieren Sie den Affirmationssatz dahingehend, dass Sie sich selbst als Hindernis für einen Fortschritt betrachten. Einige Beispiele können sein (bei den Punkten bitte das Problem einfügen):
  - »*Auch wenn ich das Gefühl habe, ... nie überwinden zu können, (liebe und) akzeptiere ich mich voll und ganz.*«
  - »*Auch wenn ich Zweifel daran habe, dass ich mit EFT .... jemals werde lösen können, (liebe und) akzeptiere ich mich voll und ganz.*«
  - »*Auch wenn ich mich unbewusst daran hindere, ... auflösen zu können, akzeptiere ich mich voll und ganz.*«
  - »*Auch wenn ich es nicht verdient habe, ohne .... sein zu dürfen, (liebe und) akzeptiere ich mich voll und ganz.*«
  - »*Auch wenn ich lieber daran festhalte, ... weiter zu pflegen, weil dieses .... ein Teil von mir geworden ist, (liebe und) akzeptiere ich mich voll und ganz.*«

Sie können in dieser Weise ganz kreativ sein und Ihre eigenen Affirmationen zu Ihrem Problem finden. Sollten Sie trotz dieser Maßnahmen nicht weiterkommen, beachten Sie die weiteren Hindernisse, die ich Ihnen im nächsten Abschnitt beschreibe, oder suchen Sie eine EFT-kundige Fachperson auf.

Beispiele für eine mögliche psychische Umkehr:

• Lernschwierigkeiten;

• degenerative Erkrankungen wie Krebs, Multiple Sklerose, Fibromyalgie, Arthritis, Diabetes etc., alle Erkrankungen, bei denen der Heilungsprozess nur schleppend verläuft bzw. sich kein Heilungserfolg einstellen will;

• depressive Zustände;

• Süchte;

• dauerhaft blockierte Leistungsfähigkeit in Sport und Beruf.

ALEXANDER, 13 Jahre, mühte sich vergebens: Er brachte keine zufrieden stellenden Ergebnisse in der Schule zustande. Das Lernen war für ihn »wie eine Wand, auf die ich schreibe, auf der aber das Geschriebene sogleich wieder verschwindet«. Dieser Sachverhalt wies auf eine psychische Umkehr hin. Deshalb wählten wir für zwei Runden des EFT-Grundrezeptes zunächst die Affirmation: »*Auch wenn ich mich daran hindere, Erfolg in der Schule zu haben, akzeptiere und liebe ich mich voll und ganz.*« Dann folgte eine Runde mit »*Auch wenn ich Zweifel an meinen Fähigkeiten habe, … usw.*«. Plötzlich traten Tränen in Alexanders Augen: Er erinnerte sich daran, wie seine Lehrerin ihn in der zweiten Klasse vor allen bloßstellte, indem sie sich über ihn lächerlich machte und ihm sagte, dass er zu blöd sei, sich die einfachsten Dinge zu merken, nur weil er an der Tafel vor Aufregung eine Aufgabe nicht lösen konnte. Er »sah« vor Aufregung an der Tafel »nichts mehr«. Es versteht sich von selbst, dass dieses Schuljahr mit dieser Lehrerin eine Hölle für ihn gewesen war und sein Vertrauen in sich selbst schwer geschädigt hatte. Wir gingen mithilfe der »Filmtechnik« (Seite 82 ff.) dieses einschneidende Ereignis durch und bearbeiteten alle dabei auftretenden Aspekte. Alexanders Leistungen haben sich mittlerweile entscheidend verbessert, und auch die »Mühe«, die er stets beim Lernen verspürte, ist einer größeren Gelassenheit gewichen.

Psychische Umkehr blockiert jeglichen gewünschten Fortschritt – auch bei der Anwendung von EFT. Diese Umkehr kann meist unter anderem mittels der Setup-Phase des EFT-Grundrezeptes aufgelöst werden.

Energietoxine

Wenn sich das Problem trotz aller Bemühungen hartnäckig hält – Sie haben EFT regelmäßig und kontinuierlich angewandt, alle möglichen Aspekte benannt und alle möglichen Erlebnisse bearbeitet, die diesem Problem zugrunde liegen könnten, Sie haben die psychologische Umkehr beachtet –, kann eine Art »Allergie des Energiesystems« vorliegen, die durch *Energietoxine* (ein Begriff von Dr. Callahan) hervorgerufen wird. Diese Toxine irritieren ständig das Energiesystem. EFT kann unter diesen Umständen nicht wirksam werden.

Normalerweise kann unser System (noch) ganz gut mit diesen Toxinen, die uns in unserer künstlichen, technisierten Umwelt begegnen, zurechtkommen. Doch manchmal ist der Einfluss der Toxine zu groß, um sie im Organismus ausgleichen zu können. Die Folge: Unser Energiesystem gerät aus der Bahn, verschiedene Symptome treten auf und lassen sich mit EFT nicht bearbeiten. Doch dagegen lässt sich etwas tun:

- Probieren Sie in einem solchen Fall Folgendes aus: Gehen Sie aus dem Haus, der Wohnung oder dem Zimmer – und wenden Sie dort EFT an. Sie stellen womöglich fest, dass EFT jetzt seine Wirkung entfaltet und Ihre Störung geringer bzw. aufgelöst wird. Probieren Sie es an verschiedenen Orten aus. So können Sie feststellen, wo Toxine (chemische Ausdünstungen, Strahlungen etc.) Ihr Energiesystem negativ beeinflussen.
- Sollten Sie damit keinen Erfolg haben, so versuchen Sie dies: Duschen Sie oder nehmen Sie ein Bad, wobei Sie Ihren Körper kräftig abschrubben – vor allem Bereiche, wo Sie Parfüm oder Kosmetika auftragen –, ohne jedoch Seife oder Derartiges zu verwenden. Waschen Sie auch die Haare sorgfältig – ohne Shampoo. Nun können Sie einen erneuten Versuch mit EFT wagen – gereinigt von Chemikalien und ohne Kleidung. Sollten Sie Erfolg haben, wissen Sie, dass bestimmte Chemikalien in Ihrer Kleidung, im Waschmittel oder in Ihren Körperpflegemitteln Ihr Energiesystem durcheinanderbringen.
- Sollten die beiden angeführten Maßnahmen keine Wirkung zeigen, so ist die Wahrscheinlichkeit groß, dass nicht äußere Toxine Sie beeinträchtigen, sondern Toxine, die Sie als Nahrungsmittel in sich aufnehmen.
- Sie können nun verdächtige Lebensmittel für ein bis zwei Tage weglassen und dann EFT anwenden. Sollten Sie Erfolg haben, so wissen Sie, dass diese Lebensmittel auf Ihr Energiesystem toxisch wirken.

Wenn Sie zum Beispiel Zucker und Kaffee regelmäßig zu sich nehmen und diese für Sie toxisch wirken sollten, so besteht für EFT nur eine geringe Chance, wirksam werden zu können.

Durch die Zufuhr der Toxine wird die Störung des Energiesystems ständig neu angefacht. Erschwerend kommt hinzu, dass gerade diese »toxischen Lebensmittel« zu »Suchtverhalten« führen und eine Abstinenz in vielen Fällen nur schwer zu erreichen ist. (Wenden Sie in diesem Fall EFT auf diese Abhängigkeit an.)

Sie können, wenn Sie Toxine vermuten, sie auch direkt mit EFT angehen, zum Beispiel mit folgenden Affirmationen:

»Auch wenn ich auf Weizen empfindlich reagiere, (liebe und) akzeptiere ich mich voll und ganz.«

»Auch wenn ich auf Parfüm mit Kopfschmerzen reagiere, (liebe und) akzeptiere ich mich voll und ganz.«

»Auch wenn ich juckenden Hautausschlag bekomme, wenn ich Milch trinke, akzeptiere ich mich voll und ganz.«

Sie erkennen an diesen Affirmationen auch, dass Sie mit EFT die bekannten Allergien ansprechen können. Es gibt mittlerweile genügend dokumentierte Fälle, wo EFT Allergieerkrankungen auflösen konnte. Einen Versuch ist es allemal wert.

Abschließend zu diesem Thema ist zu bemerken, dass laut Gary Craig nur in sehr wenigen Fällen (etwa 5 Prozent) Energietoxine verantwortlich dafür sind, wenn EFT keine Wirkung zeigt. In den meisten Fällen, in denen Sie nicht die Fortschritte machen, die Sie von EFT erwarten können, liegt dies zum einen an Faktoren, die ich bereits beschrieben habe, und zum anderen vielleicht daran, dass Sie sich in der *Kunst, EFT kreativ anzuwenden,* noch ein wenig üben müssen, um all die Möglichkeiten auszuschöpfen, die EFT bieten kann. Hierzu sind jedoch profundere Kenntnisse und Erfahrung nötig, die den Rahmen dieses Buches sprengen würden. Akzeptieren Sie bei all diesen »hoffnungslosen« Fällen Ihre eigenen Grenzen und suchen Sie EFT-fachliche Hilfe auf.

Als Beispiel für die Wirkung von Toxinen sei hier ein **KLIENT** von Gary Craig angeführt, der an ständiger Schlaflosigkeit, Depression, Augen- und Kopfschmerzen litt. Auch EFT konnte zunächst nicht helfen. Nachdem dieser Klient seine Ernährungsweise umgestellt hatte (er vermied Mais, Weizen und Zucker), war die weitere Behandlung mit EFT wirksam.

Zu zweit ist oft besser als allein

Es mag sein, dass Sie bei einem bestimmten Problem mit EFT allein nicht weiterkommen. Eine Besonderheit, wie Sie dennoch von EFT profitieren können, möchte ich Ihnen nicht vorenthalten: Manchmal stellt man fest, dass, wenn man EFT mit jemand anderem durchführt, wieder Bewegung einkehrt und das Problem mit EFT gelöst werden kann. Sie wissen ja wahrscheinlich selbst: Meist sehen wir mehr bei anderen und lassen unsere »blinden Flecken« gerne unangetastet und unbeachtet in einer dunklen Ecke dahinschlummern.

Hier kommen wir mit dem Phänomen in Kontakt, dass Energien von Behandelndem und Behandeltem zum Wohle des Behandelten in guter Weise aufeinander einwirken und den Heilungsprozess positiv beeinflussen können. Wenngleich EFT in vielen Fällen bei einer Ein-Personen-Selbstanwendung wahre Wunder tut, ist EFT nicht nur eine rein mechanische Methode, sondern kann in menschlicher Begegnung seine Wirkung noch erhöhen.

Zwei besondere Techniken

Ich möchte Ihnen nun noch zwei besondere Techniken vorstellen, die eine starke positive Wirkung auf Ihr Leben ausüben können. Allerdings ist hier ganz besonders Ihre Ausdauer gefragt. Diese Geduld wird sich jedoch für Sie auszahlen.

Technik bei unspezifischen Problemen

Es kann der Fall sein, dass Sie Ihr(e) Problem(e) lediglich ganz allgemein oder gar nicht benennen können, das heißt, Sie können zum einen keine klare Einwertung vornehmen und zum anderen nur eine generelle, unspezifische Affirmation beim EFT-Grundrezept finden. In diesen Fällen gibt es für Sie folgende Möglichkeiten:

- Sollten Sie Ihr(e) Problem(e) nicht benennen können, verwenden Sie eine ganz allgemeine Affirmation wie: »*Auch wenn ich dieses Problem habe, (liebe und) akzeptiere ich mich voll und ganz.*« Oder: »*Auch wenn ich all diese Probleme habe, akzeptiere ich mich voll und ganz.*«
- Sollten Sie Ihr Problem nur allgemein benennen können, wie zum Beispiel »*Ich habe keine Freude am Leben*«, so gebrauchen Sie eine Affirmation wie »*Auch wenn ich keine Freude am Leben habe, (liebe und) akzeptiere ich mich voll und ganz.*«
- Mit Affirmationen dieser Art führen Sie das EFT-Grundre-

zept täglich so oft wie möglich (15- bis 20-mal) durch: beim
Aufwachen und vor dem Einschlafen, vor den Mahlzeiten, auf
der Toilette etc.

Bezogen auf die Mauermetapher bedeutet das: Da Sie keinen einzelnen »Mauerstein« (spezifischen Aspekt), sondern
das gesamte emotionale Mauer-Labyrinth bzw. eine »emotionale Mauer« daraus ansprechen (hier könnte in Abwandlung
das Motto lauten »Man sieht vor lauter Mauer die Steine nicht
mehr«), muss EFT länger und regelmäßig durchgeführt werden.
Mit jeder allgemeinen EFT-Anwendung üben Sie Erschütterungen auf die Mauer aus und brechen somit diejenigen kleineren
Steine aus der Mauer, die bereits gelockert und bereit sind, he-
runterzufallen. Auf diese Weise durchlöchern Sie die emotionale Mauer stetig, bis sie für Ihre emotionale Freiheit kein Hindernis mehr ist.

Weil sich dieser Prozess länger hinzieht (Gary Craig spricht
von etwa drei Monaten) und die Fortschritte nur graduell erfolgen, bedeutet dies, dass Sie kaum Veränderungen an sich wahrnehmen werden. Es ist eher ein unmerklicher Prozess der Veränderung. Sie kennen dies auch aus anderen Zusammenhängen:
Man hat ein Kind ein paar Wochen nicht mehr gesehen und ist
beim Wiedersehen erstaunt, wie sehr es sich entwickelt hat. Dem
Kind selbst und seinen Eltern ist dies gar nicht so sehr bewusst
geworden. So kann auch Ihnen nach einigen Monaten regelmä-
ßigen Gebrauchs von EFT geschehen, dass andere an Ihnen Veränderungen feststellen, die Ihnen selbst bislang unbemerkt ge-
blieben sind.

Auf diesem Weg dahin tritt zuweilen folgendes Phänomen

auf: Mit dem unbewussten Herausbrechen von einzelnen kleinen, gelockerten Mauersteinen aus der zunehmend durchlässiger
werdenden emotionalen Mauer werden irgendwann auch »große Brocken« freigelegt. Diese energiegeladenen und tragenden
Aspekte, die bei dieser Vorgehensweise nicht gezielt angesteu-
ert werden, sondern lediglich »zufällig« auftauchen, müssen Sie
dann mit EFT gesondert bearbeiten und zur Auflösung bringen.
Danach setzen Sie die allgemeine Routine fort.

Gezieltes Aufräumen

Gary Craig bezeichnet dieses Vorgehen mit »Personal Peace
Procedure«, was so viel heißt wie »Auf dem Weg zum persönlichen Frieden«. Hier gehen Sie ganz gezielt auf Ihre Problempalette los, indem Sie eine Liste von allen *spezifischen Ereignissen* in
Ihrem Leben machen, die für Sie eine emotionale Belastung mit
sich brachten. Auf alle diese Geschehnisse wenden Sie EFT an,
entfernen jeden belastenden »emotionalen Mauerstein« aus Ihrem Mauerlabyrinth und nehmen Ihren emotionalen wie auch
emotional-physischen Symptomen die Existenzgrundlage.

Sie gehen folgendermaßen vor:
- Machen Sie eine *Liste von mindestens 50 spezifischen Ereignissen* in Ihrem Leben, die Sie in irgendeiner Form belasteten.
Wenn Sie genügend tief schürfen, werden Sie weitaus mehr
als diese fünfzig finden können.
- Nehmen Sie auch Ereignisse in diese Liste auf, die gegenwärtig kaum oder kein Unwohlsein bei Ihnen auslösen. Allein die

Tatsache, sich daran zu erinnern, ist Hinweis genug, dass es nötig ist, sie in dieser Liste aufzuführen.

- Geben Sie jedem einzelnen Ereignis einen *Titel,* zum Beispiel: *»In der 2. Klasse musste ich mich vor der Klasse in die Ecke stellen.« – »Ich blamierte mich schrecklich bei meinem ersten Date.« – »Meine Mutter beschuldigte mich, nicht genug für sie zu tun.«*

- Ist die Liste vollständig, beginnen Sie damit, zunächst die *am negativsten besetzte Erinnerung* (also die mit der größten energetischen Ladung) mit EFT (wo nötig mit der »Filmtechnik«, Seite 82 ff.) so lange zu bearbeiten, bis dieses Ereignis keinerlei negative Auswirkung mehr auf Sie ausübt. Achten Sie darauf, wenn einzelne neue Aspekte auftauchen, die Sie gesondert mit EFT angehen müssen.

- Gehen Sie nun zu den anderen *negativ besetzten Erinnerungen* und bearbeiten Sie diese mit EFT usw.

- *Erledigen Sie pro Tag ein bis drei spezifische Erlebnisse aus Ih-*rer Liste. Sie benötigen meist nur wenige Minuten dafür. Innerhalb von drei Monaten haben Sie folglich etwa 90 bis 270 Erlebnisse in sich aufgelöst, was sich eindeutig positiv auf Ihr emotionales wie auch physisches Wohlbefinden, auf Ihr Verhalten, Ihr Leistungsvermögen usw. auswirken wird.

- Können Sie einem negativen Erlebnis keine Einwertung auf der 10er-Skala zuordnen, mag das daran liegen, dass dieses Problem gut in Ihnen versteckt ist. In diesem Falle wenden Sie zehn Runden des EFT-Grundrezeptes an, und betrachten dabei diese Erinnerung aus allen möglichen Blickwinkeln.

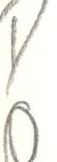

Auch hier finden Sie einen unmerklichen Genesungsprozess vor, der sich nicht unmittelbar und deutlich vor Ihren Augen abspielt, Ihnen aber – wenn Sie bewusst darauf achten – nicht verborgen bleiben wird.

Verwenden Sie für diesen Prozess die Seiten 141 bis 148 dieses Buches. Hier können Sie die notwendigen Eintragungen vornehmen und Ihren Fortschritt dokumentieren.

Da sich im Laufe der Zeit wahrscheinlich mehr als die dort vorgesehenen 50 Eintragungen finden lassen, können Sie die Liste nach Ihrem Gutdünken beliebig verlängern.

EFT mit Kindern

EFT kann auch bei Kindern zu gutem Erfolg führen. Die Palette möglicher Anwendungen ist groß. Ich möchte Sie allerdings auch hier wieder darauf hinweisen, dass Sie stets ärztliche/fachliche Hilfe in Anspruch nehmen müssen, wenn Sie mit Ihrer Diagnose im Unklaren sind und Sie nicht sicher sagen können, was Ihrem Kind fehlt.

Wenn man EFT bei Kindern anwendet, muss man – je nach Alter – die Technik unterschiedlich einführen. Hierbei können wir uns in vielen Fällen die natürliche Neugierde zunutze machen. Ihrer Kreativität sind keinerlei Grenzen gesetzt: Das Spektrum reicht von rein technischer Erklärung bis zu Magie und Zauberei. Wenn Sie EFT spielerisch-kreativ in die Welt des Kindes einbringen und dabei darauf verzichten, das zu behandelnde Problem allzu sehr in den Vordergrund zu stellen, wird das Kind EFT mit offenen Armen aufnehmen und in sein Spiel integrieren.

Je nach Alter kann das Kind lernen, die Punkte selbst zu klopfen. Und wenn Sie experimentierfreudig sind, lassen Sie das Kind jeweils selbst die dazugehörige Affirmation finden.

Haben Sie jüngere Kinder, so klopfen Sie sanft am besten selbst die Punkte und sprechen allein oder zusammen mit dem Kind die »Zauberformeln«.

Bei Babys ist es angebracht, sich auf das Unwohlsein einzustimmen und dann bei sich selbst die Punkte zu klopfen und die entsprechenden Affirmationen zu bilden. Senden Sie dabei Ihre wohlwollende Energie zu diesem kleinen Geschöpf.

Gerade in diesem Baby-Alter ist es von Bedeutung, zu wissen, weshalb dieses Unwohlsein besteht, da Ihnen das Kind keine verbale Information geben kann. Sind es zum Beispiel Schmerzen, weil das Kind zahnt, so kann EFT gute Dienste leisten. Stimmen Sie sich auf die Situation des Kindes ein, auf dessen Unbehagen über den Schmerz. Spüren Sie auch dorthin, wo der Schmerz gerade sitzt. Nehmen Sie also die Position des gerade von Schmerz geplagten Kindes ein. Bilden Sie dann eine entsprechende Affirmation wie zum Beispiel: *»Auch wenn ich diese Schmerzen habe, weil ich diesen Zahn bekomme, entspanne ich mich und lasse diesen Schmerz aus mir heraus.«* Dann machen Sie eine oder mehrere Durchgänge des EFT-Grundrezeptes und bleiben dabei ganz in Kontakt mit Ihrem Kind.

Ist Ihr Kind jedoch ohne ersichtlichen Grund unruhig und weinerlich, sind Sie sich also nicht über die Ursache des Problems im Klaren, so darf EFT keinesfalls eine medizinische Diagnose bzw. Behandlung ersetzen! Zwar könnte EFT das Kind beruhigen, doch sollte in jedem Fall eine fachliche Konsultation erfolgen.

Erst kürzlich hatte ich das Vergnügen, in meinem Verwandtenkreis EFT an einem vierjährigen Mädchen, **JOLENA**, anzuwenden. Da EFT bei ihr bereits Schmerzen hatte wegzaubern können, wartete sie schon ungeduldig auf meinen nächsten Besuch. Wie ich erfuhr, hatte sie schon längere Zeit Angst vor Dunkelheit. Nun saß sie also wieder auf Mutters Schoß, ich begab mich in die Rolle des

Magiers, umgab das, was folgen sollte, mit einer Aura des Geheimnisvollen und fing an zu zaubern, indem ich die Angst »herausklopfen« wollte.

Und das ging so: Ich klopfte den Augenbrauenpunkt bei Jolena und rief zusammen mit ihr: »Angst, schau doch raus, Angst, schau doch raus!« Das Gleiche folgte bei den nächsten vier Klopfpunkten. Beim Klopfen des Schlüsselbeinpunktes bemerkte ich aufgeregt flüsternd: »Du, die Angst schaut jetzt heraus, sie lehnt sich heraus, um zu schauen, wer da anklopft!« Dann musste es schnell gehen: Das Klopfen unter dem Arm war mehr ein klopfendes Kitzeln, damit Jolena abgelenkt war, sich ein wenig schütteln musste und ich ausrufen konnte: »Oh, die Angst ist herausgefallen, sie ist auf den Boden gefallen!« Jolena rief sogleich: »Wo, wo ist sie?« (ihre Mutter bestärkte meine Aussage, indem sie erklärte, dass auch sie die Angst hatte herausfallen sehen). Ich sagte zu Jolena: »Sie ist schon verschwunden. Weißt du, Ängste sind ganz scheu, und sie haben selbst Angst, wenn sie auf den Boden fallen und laufen dann ganz weit weg.«

Jolena war ganz aufgeregt und tatsächlich überzeugt, dass ihre Angst herausgefallen war. Ich schlug ihr vor, gleich eine Probe zu machen. Sie willigte ein und ging in ein halbdunkles Zimmer. Ich blieb mit etwas Abstand hinter ihr. Sie lief aufmerksam um ein paar Stühle herum und machte noch einige Runden – sie war voller Stolz und schien auch erleichtert, doch meinte sie, dass noch etwas Angst da sei. Wir führten eine erneute Runde des EFT-Grundrezeptes in der oben beschriebenen Weise durch und machten erneut die Runde im halbdunklen Zimmer – dieses Mal ohne jegliches Unbehagen.

Später (es war schon früher Abend) kam sie nochmals auf mich zu –

sie müsse mir etwas zeigen. Zunächst verstand ich nicht, denn sie lief in die Toilette und holte Toilettenpapier. Dann erst wurde mir klar: Die Toilette ist ziemlich lang gezogen und man muss einen längeren Weg im Dunkeln (das Licht war nicht eingeschaltet) zurücklegen, um zum Toilettenpapier zu gelangen. Sie meisterte diese Aufgabe, die sie sich selbst gestellt hatte in entspannter Selbstsicherheit und einer Portion Stolz.

Eine Grundübung mit Kindern

Gary Craig weist auf die große Chance hin, die EFT für die Entwicklung von Kindern bietet und schlägt hierfür ein Verfahren vor, das ich Ihnen nun beschreiben möchte. Die Grundidee dieses Verfahrens ist äußerst einfach: Jede Nacht, wenn Eltern ihre Kinder zu Bett bringen, sollten sie die Kinder fragen: »*Kannst du mir von deinen erfreulichen und von deinen unerfreulichen Gedanken, von den erfreulichen und von den unerfreulichen Dingen erzählen, die heute passiert sind?*«

Während die Kinder von ihren Gedanken und Erlebnissen berichten, sollen die Eltern sanft und liebevoll einige EFT-Punkte klopfen oder reiben und positive und stärkende Gedanken aussenden. Die Kinder sind ganz eingestimmt auf das, was sie erzählen. Auf diese Weise ist die Chance groß, dass EFT, wenn Unerfreuliches berichtet wird, die negative Wirkung dieser Erlebnisse und Gedanken auf die kindliche Seele mindert bzw. auflöst.

Da Kinder unentwegt Informationen aufnehmen und ansammeln, ist es äußerst hilfreich für die Entwicklung der Kinder, das, was die Seele »vergiftet« und das Leben eines Kindes zur Hölle machen kann, aus dem System zu eliminieren. Als Erwachsene werden diese Personen dann auch weniger hindernde Grenzen in sich tragen und ihre Potenziale stärker ausschöpfen können.

Hier einige Beispiele von dem, was Kinder berichten könnten:

»Beim Fußballspiel schrie Papa mich an: Konzentriere dich doch mal, die leichtesten Dinge versiebst du!«

»Im Fernsehen waren scheußliche Aliens, die alles zerstören wollten.«

»Vor der Schule bin ich vom Fahrrad gefallen und die anderen haben mich ausgelacht.«

Es gibt natürlich unzählige Beispiele, die – wenn unbeachtet – zerstörend auf die kindliche Seele einwirken. Mit dieser täglichen Übung können Sie leicht positiven Einfluss auf die seelische Gesundheit Ihres Kindes nehmen. Die Übung hat auch einige gute, fördernde Nebeneffekte: Kinder lieben es, berührt zu werden, und in dieser liebevollen und unterstützenden Atmosphäre kann sich die Eltern-Kind-Beziehung auf angenehme Weise vertiefen. Beide Seiten – Eltern wie auch Kinder – können davon profitieren.

Gary Craig ist der Auffassung, dass es bei dieser täglichen Übung ebenso gut ist, beim Kind Punkte zu klopfen bzw. zu reiben, wenn es von positiven Erlebnissen berichtet. Oft versteckt sich nämlich hinter diesem Positiven auch ein dazugehöriges negatives Element: *»Heute hat mich meine Lehrerin vor der Klasse gelobt.«* Dahinter kann sich aber auch eine ganz andere Erfahrung verbergen: *»Manchmal schimpft sie die Kinder aus, und ich habe Angst, dies könnte auch mir passieren.«*

Sie klopfen bzw. reiben also auch bei einer positiven Aussage und versuchen damit ein negatives, verborgenes Gegenstück zu erreichen.

Diese Anregungen sollten genügen, um Ihnen zu zeigen, dass Sie EFT auch *mit* den Kindern machen können. Ich betone *mit*, denn es ist wichtig, die Kinder für diese Technik zu gewinnen und es ihnen nicht überzustülpen oder aufzudrängen. Sowohl Ihrer eigenen als auch der Kreativität Ihrer Kinder bei der Anwendung von EFT sind dann keine Grenzen mehr gesetzt. Probieren Sie es einfach aus!

Anmerkung: Als Nebenerscheinung mag eintreten, dass dieses gemeinsame »Klopfen« auch ein möglicherweise gestörtes Kind-Eltern-Verhältnis entspannt und auf eine gute und solide Basis stellt. Bedenken Sie außerdem, dass eventuell auch die Eltern ihr Verhältnis zu ihrem Kind und zum Partner einer kritischen Betrachtung unterziehen sollten, denn die Probleme bei Kindern sind oft auch ein Spiegel dafür, dass etwas in der Familie bzw. Partnerschaft nicht stimmen könnte. Diese Probleme der »Großen« können ebenfalls mit EFT angegangen werden, wie das folgende Kapitel zeigt. Sind Unstimmigkeiten und Spannungen ausgeräumt, führt dies in der Folge zwangsläufig auch zu einer raschen und anhaltenden Besserung in der Symptomatik des Kindes.

EFT und Partnerschaft

In einer Partnerschaft prallen zwei unterschiedliche Welten aufeinander, denn jeder hat ganz eigene Vorstellungen und Definitionen von Glück, Liebe, Leben und Werten, und jeder trägt ein persönliches Set an Träumen, Wünschen, Sehnsüchten und Erwartungen mit sich herum. Beide haben von Eltern und anderen Autoritätspersonen und von zahllosen Erlebnissen einen jeweils gut gefüllten »Rucksack« ins Leben mitgenommen, fühlen sich mit dem Inhalt eng verbunden und beziehen daraus ihre Identität. Zu Beginn einer Beziehung spielen diese »Rucksäcke« nur eine untergeordnete Rolle, man zeigt sich von der besten Seite und lässt sich von Romantik und vom Reiz des Neuen »elektrisieren« und »magnetisch anziehen«. Doch irgendwann kommt in jeder Beziehung unweigerlich der Moment, wenn beide – »heimisch« geworden – damit beginnen, jeweils ihre »Rucksäcke« auszupacken und vom Partner zu verlangen, die gleichen Inhalte auch in den eigenen »Rucksack« zu übernehmen.

Konflikt, Kampf um Dominanz, Enttäuschung, Frustration und emotionale Verletzungen sind programmiert, wenn *beide* Partner nicht gelernt haben, den eigenen Wert nicht daran zu messen, wie viel vom Inhalt des eigenen »Rucksacks« vom anderen angenommen wird. Die Gefahr ist groß, dass aus dem anfänglichen Miteinander bestenfalls noch ein neutrales Nebeneinander entsteht, das keinen der Partner wirklich zufrieden macht. Energetisch betrachtet ist der Zustand eingetreten, in dem sich die Energiefelder gegenseitig abstoßen bzw. neutralisieren, anstatt sich in harmonischer Weise zu überlagern, gemeinsame Schnittmengen zu bilden und sich zu ergänzen.

Kann EFT hier positiv einwirken? Ja, wenn beide Partner bereit sind, etwas für die Harmonisierung zu tun, und sich statt Feindschaft (Ablehnung des Andersartigen) für die Herausforderung und die Chancen (Kennenlernen des Andersartigen) entscheiden, die eine Beziehung zu einem anderen Menschen mit sich bringt.

Wenn Sie selbst einen kritischen Blick auf Ihre eigenen Verstimmungen in Ihrer Partnerschaft werfen, so wird Ihnen sicherlich auffallen, dass dies mit Ihrer emotionalen Befindlichkeit und Ihrer negativen Gedankenwelt zu tun hat. Und wenn Sie noch tiefer in sich hineinspüren, werden Sie leicht erkennen können, dass in vielen Fällen die persönliche Störung Ihres Energiesystems, die sich in Ihren Ängsten, Ihrer Unzufriedenheit, Ihrem Misstrauen und Ihren kindlichen Projektionen bemerkbar macht, ein gemeinsames Schwingen der Energiefelder verhindert und zu Abstoßreaktionen führt, die echte Kommunikation und gegenseitiges Verständnis torpedieren.

Natürlich können diese Störungen mit EFT behoben werden. Das soll aber nicht heißen, dass notwendigerweise alle Energiefelder Schnittmengen miteinander bilden können. Manchmal muss man akzeptieren, dass bestimmte Energien sich eher abstoßen als anziehen und die negative Spannung aufrechterhalten. Welche Schlüsse man in Bezug auf eine Partnerschaft daraus zieht, muss jeder für sich selbst herausfinden.

Eine Übung für Partner

- Setzen Sie sich – vielleicht bei einem Glas Wein und bei Kerzenlicht – mit Ihrem Partner/Ihrer Partnerin zusammen und entscheiden Sie gemeinsam, dass Sie etwas an Ihrer Partnerschaft verbessern wollen. Versichern Sie sich gegenseitig Ihrer Zuneigung und versprechen Sie sich, offen und konstruktiv den folgenden Schritten zu folgen.

- Suchen Sie *einvernehmlich Problembereiche* in der Beziehung heraus, die die Partnerschaft immer wieder belasten, und nehmen Sie auch spezifische Ereignisse ins Visier. Vermeiden Sie dabei jegliche Art von Vorwürfen oder Kritik dem Partner/der Partnerin gegenüber.

- Erstellen Sie eine *gemeinsame Liste* und wählen Sie hieraus ein Problem, das Sie bearbeiten wollen. Diese Vorgehensweise hilft Ihnen, gegenseitig Schwierigkeiten anzuerkennen und zu lernen, ein konfliktfreies Gespräch zu führen.

- Haben Sie sich über eine Störung in Ihrer Beziehung geeinigt und diese benannt, kommt die EFT-Methode ins Spiel. Jeder kann an sich selbst das Grundrezept anwenden, Sie können aber auch die Punkte des Partners klopfen. Letzteres vertieft die Innigkeit des Prozesses. Eine weitere Variante wäre es, im Wechsel jeweils eine Runde bei sich und dann beim Partner vorzunehmen.

- Wenn Sie auf diese Weise voranschreiten, kann eine Dynamik entstehen, die andere persönliche Aspekte auftauchen lässt, die hinter dem Konflikt stecken. Diese Aspekte sind wiederum gesondert anzugehen.

- Sind auf diesem Wege die gemeinsam gefundenen Problemfelder bearbeitet, ist durch das gesamte Prozedere des Aufarbeitens genügend Vertrauen und Nähe entstanden, kann man sich auch an die »heißen Eisen« wagen, das heißt an das, was man bislang an Wünschen, Bedürfnissen usw. vor dem Partner/der Partnerin geheim gehalten hat. Die Chancen stehen jetzt gut, auf dieser Basis auch hier voranzukommen.

ANNE und KLAUS kamen zu mir, weil es zwischen ihnen nur noch »funkte« – in negativer Hinsicht. Sie berichteten von ständigen Streitereien, auch wegen Kleinigkeiten, von ihrer Gereiztheit dem anderen gegenüber, mit der Folge, dass sie sich entfremdet hatten und sich aus dem Weg gingen. Sie wollten so nicht weitermachen und klären, ob noch etwas zu retten sei.

Meine Frage danach, ob sie noch Interesse aneinander hätten, ob sie beim Partner auch noch interessante Seiten entdecken könnten, bejahten sie und meinten, dass sie sich ansonsten bereits getrennt hätten. Beide zeigten sich bereit, konstruktiv an die Aufgabe zu gehen und machten sich daran, Problemfelder abzustecken, die sie gemeinsam als Konfliktstoff definieren konnten. Aus der entstandenen Liste wählten sie zunächst einen Bereich aus, der ständig für Spannung und Zwist sorgte. Jeder der beiden formulierte seinen Einstieg ins Problem.

Anne: »*Es macht mir Schwierigkeiten, mit deiner Unordnung zurechtzukommen. Dein Verhalten enttäuscht mich maßlos und macht mich wütend, weil du nicht auf mich eingehst. Auch gestern wieder hast du deine Socken und deine Unterhose achtlos mitten auf dem Weg zum Bad hingeworfen.*«

Klaus: »*Ich finde, du übertreibst mit deiner Ordnungswut. Es macht mich verrückt, wenn du ständig an mir herumnörgelst und ich das Gefühl habe, es dir einfach nicht recht machen zu können. Ich habe nun mal nicht diesen Ordnungsdrang in mir, so wie du das brauchst.«*

Anne und Klaus klopften abwechselnd für sich selbst jeweils eine Runde des EFT-Grundrezeptes. Anne stimmte sich dabei auf ihr vorrangiges Gefühl des Enttäuschtseins ein und Klaus auf sein Gefühl des Genervtseins.

Anne: *»Auch wenn ich diese Enttäuschung wegen deiner Unordnung in mir habe, liebe und akzeptiere ich mich voll und ganz und liebe dich dennoch weiterhin.«* – *»Diese Enttäuschung über dich.«* (Erinnerungssatz)

Klaus: *»Auch wenn ich mich genervt fühle wegen deiner ständigen Nörgelei, liebe und akzeptiere ich mich voll und ganz und liebe dich dennoch weiterhin.«* – *»Dieses Genervtsein über dich.«* (Erinnerungssatz)

Nach jeweils vier Durchgängen erbrachten die Einwertungen bei beiden den Wert null.

Im Verlauf der einzelnen Durchgänge tauchten aber auch neue Aspekte auf: bei Anne *»das Gefühl nicht beachtet zu werden«*, *»das Gefühl wertlos zu sein«*, *»das Bedürfnis nach Sicherheit und Geborgenheit in der Ordnung«*, und bei Klaus *»die Angst, auf einen anderen einzugehen«*, *»das Bedürfnis, dass jemand etwas für mich tut«* und *»der stille Kampf gegen Bevormundung«*.

Jeder dieser Aspekte wurde wiederum mit EFT in Angriff genommen, indem wir folgende Variante wählten: Anne rieb ihren *sore spot* und sagte laut *einmal* den Affirmationssatz: *»Auch wenn ich das Gefühl habe, von Klaus nicht beachtet zu werden, liebe und akzeptiere ich mich voll und ganz und vergebe Klaus dafür, dass er mir nicht die Aufmerksamkeit geben kann, die ich brauche.«*

Klaus rieb seinen *sore spot* und sagte laut *einmal* den Affirmationssatz: »*Auch wenn ich Angst davor habe, mich Anne gegenüber zu öffnen, liebe und akzeptiere ich mich voll und ganz und will diese Öff-
nung wagen.*«

Dann war wieder Anne an der Reihe mit ihrem Satz, dann Klaus,
wieder Anne und folgend nochmal Klaus. Die Setup-Phase war damit durchlaufen.

In der Sequenz verwendete ich eine weitere Variante: Während
Anne nun den Erinnerungssatz »*Dieses Gefühl des Nicht-beachtet-
Werdens*« laut aussprach, ließ ich Klaus die Punkte von Anne klopfen. Anne klopfte im Anschluss bei Klaus, während er seinen Erinnerungssatz »*Diese Angst, mich zu öffnen*« sagte. Klaus war dann an
der Reihe, bei Anne den Gamut-Punkt zu klopfen, während Anne
die 9-Gamut-Folge durchlief. Danach umgekehrt: Anne klopfte den
Gamut-Punkt bei Klaus, während dieser die Folge durchlief. Nun
folgte nochmals die Sequenz wie oben beschrieben.

Auf diese Weise gingen wir auch die anderen Aspekte durch. Anne
und Klaus erkannten dabei, dass ihre eigenen Unzulänglichkeiten
entscheidend zum Konflikt beigetragen hatten. Zur Kontrolle bat
ich beide, nochmals in den Konflikt einzusteigen. Anne und Klaus
stellten jedoch erleichtert fest, dass dies kein Problem mehr darzustellen schien.

Es war nicht zu erwarten, dass Klaus seinen »unordentlichen« Le-
bensstil gänzlich aufgeben konnte und zum Ordnungsliebhaber
mutierte. Es geschah vielmehr, dass nach Aufdeckung und Bear-
beitung der versteckten Aspekte Anne etwas von diesem Drang
nach Ordnung aufgeben und Klaus mehr Bereitschaft zeigen konnte, »ordnungsbewusster« zu sein.

Auch in einer Partnerschaft bleiben die Partner Wesen mit eigenen »Rucksäcken«, und es ist nicht zu erwarten, dass sie in allem übereinstimmen. Wenn man dies anerkennt und dem anderen seine Persönlichkeit lassen kann, ohne sich selbst aufgeben zu müssen, wenn man davon ausgehen kann, dass die »schlechten Seiten« nicht bewusst gepflegt werden, um den anderen zu verletzen oder zu bekämpfen, wenn man also den Partner nicht als Gegner oder Feind, sondern als Freund betrachtet, bestehen gute Chancen, mit EFT eine Partnerschaft zum Blühen zu bringen.

Ich möchte hier noch einige Anmerkungen zum geschilderten Fall anfügen:

- Wenn Partner sich gegenseitig die Punkte klopfen, führt dies meiner Ansicht nach zu einer intensiveren Akzeptanz des jeweiligen Partners und zu einer verstärkten harmonisierenden Überlagerung der Energiefelder, was wiederum den »Heilungsprozess« verstärkt positiv beeinflusst.
- Wie Sie aus dem Beispiel ersehen können, wurde lediglich ein Problemfeld bearbeitet und entschärft, weitere in der Störungsliste wurden in Folgesitzungen aufgegriffen und mit EFT gelöst. Wie der Therapieverlauf von Anne und Klaus zeigte, wirkten die Energiefelder beider zunehmend harmonisierend aufeinander ein. Dies hatte zur Folge, dass Verständnis füreinander und neue Nähe gewonnen wurden, was unter anderem dazu führte, dass noch unbearbeitete Konfliktpunkte auf der Liste gestrichen werden konnten, weil sie in der Partnerschaft keine Probleme mehr hervorriefen.

- Aufgrund des gewonnenen vertieften Vertrauens zueinander war es Anne und Klaus schließlich auch möglich, so genannte Tabuthemen wie Sexualbedürfnis und -wünsche anzusprechen und auf befriedigende Art und Weise zu lösen, was wiederum beide auf eine neue positive Ebene in ihrer Partnerschaft führte.

Mit EFT auf der Erfolgsspur

»Erfolg« ist für wenige eine Selbstverständlichkeit, für etliche zumindest eine erstrebenswerte Möglichkeit und für die meisten eine Unmöglichkeit oder lediglich glücklicher Zufall. Gehört man zu letzterer Kategorie von Mensch, wird man wohl kaum Anstrengungen unternehmen, »goldene Äpfel vom Baum zu pflücken«. Und selbst in dem Falle, dass man Erfolg anstrebt, gelingt dies dem einen mit scheinbarer Leichtigkeit, während der andere sich vergebens abmüht, wobei dies nicht immer nur von Talent und Fleiß abhängt.

Woher kommen diese unterschiedlichen Sichtweisen und Ergebnisse? Wie Sie vielleicht richtig vermuten: zu einem großen Teil aus der Einstellung sich selbst und seinem Leben gegenüber. Und diese Einstellung ist aus dem geboren, was der junge Mensch von den so genannten Bezugs- und Autoritätspersonen abgeschaut und aufgesogen hat: deren Einstellung zur Welt, zu Erfolg, zum Leben. Das Verhalten dieses Personenkreises dem Heranwachsenden gegenüber ist dafür entscheidend, ob er sich wertlos, unbedeutend und als Versager fühlt oder wertvoll, zuversichtlich und selbstbejahend. Waren die prägenden Erfahrungen der Kindheit eher negativ, wird der Erwachsene später mehr oder weniger den Kontakt zu sich selbst und zu seinen Fähigkeiten verloren haben, sein Leben wird nach Glaubenssätzen ausgerichtet sein, die von Unsicherheit über und Selbstzweifeln an sich selbst geprägt sind.

Es ist daher nicht verwunderlich, dass gerade auf den Feldern, wo Leistungs- und Erwartungsdruck vorherrschen, Talente gänzlich scheitern oder zumindest ihr Potenzial nicht abrufen können, obgleich sie danach streben. EFT schafft Abhilfe, indem es auf einfache und rasche Weise diese Faktoren aufdeckt und auflöst. Denn auch hier haben wir es mit einer Störung des Energiesystems zu tun.

Ich möchte an dieser Stelle noch darauf hinweisen, dass sich Erfolg nicht nur daran bemisst, wie viel Geld und wie viel öffentliches Ansehen man genießt. *Den* Erfolg gibt es nicht, er ist stets auch eine Angelegenheit ganz persönlicher Definition. So kann es ein Erfolg sein, seine Krankheit zu meistern, Ängste zu besiegen, wirkliche Freunde zu haben, sein berufliches Ziel oder einen bestimmten Schulabschluss zu erreichen etc. Diese Erfolgsebene haben Sie in diesem Buch bereits kennen gelernt. Im Folgenden soll es um Bereiche gehen, die ganz eng mit öffentlich bewertetem Erfolg verknüpft sind.

EFT und Sport

Wer kennt nicht die unerklärlichen Leistungsschwankungen bei Sportlern aller Disziplinen. Ein Torjäger trifft einfach nicht mehr, so als ob ein Fluch an seinen Stiefeln kleben würde. In einer Mannschaft ist plötzlich der Wurm drin, der Leistungsabfall ist bedrohlich, ohne dass genaue Hintergründe erkannt werden können. Ein Sportler versagt immer wieder bei der gleichen Aufgabe, kann seine Trainingsleistung im Wettkampf nicht abrufen oder stagniert in seiner Entwicklung. Skiflieger verlieren plötzlich ihr so sicher geglaubtes Fluggefühl, Leichtathleten vermissen ihre Koordination, Schwimmern geht vorzeitig die Puste aus, und der Tennisspieler hat sein Ballgefühl verloren. Diese negative Aufzählung könnte endlos fortgeführt werden, ebenso die Darstellung von enttäuschenden Ergebnissen bei so genannten Hoffnungsträgern in wichtigen Wettkämpfen.

Die Leistungsspitze rückt heutzutage immer näher zusammen, die Anforderungen und der Verdrängungswettbewerb im Leistungssport sind somit enorm und verlangen eine ständige Befähigung, das Optimum leisten zu können. Dies bedingt aber angesichts der zunehmend komplexeren Abläufe ein ungestörtes Zusammenspiel aller Leistungsfaktoren. Technische und taktische Fertigkeiten vorausgesetzt, spielen hier die menschlichen Leistungsparameter eine zunehmend entscheidende Rolle für Erfolg oder Misserfolg. Diese inneren Parameter müssen uneingeschränkt vorhanden, auf das Ziel ausgerichtet sein und bleiben, um harmonisch ineinandergreifen zu können.

Es ist ersichtlich, dass eine Störung des Energiesystems dieses Zusammenspiel empfindlich beeinträchtigt und einen Erfolg unmöglich machen kann. Einige wichtige Problemzonen möchte ich hier aufführen, wobei zu beachten ist, dass die dargestellten Zonen sich vielfach überschneiden und gegenseitig aufeinander einwirken:

- Zweifel an sich selbst, der entstehen kann,
  - weil ein sicher geglaubter Erfolg wegen einer Nachlässigkeit nicht eingetreten ist;
  - weil das Spiel anders als erwartet verläuft;
  - weil ein Faktor eingetreten ist, von dem man erwartet, dass

er sich nachteilig auswirken könnte (Windverhältnisse, Regen, Platzverhältnisse etc.);
— weil Kritik von Trainern oder anderen geübt wurde …

ERICH, ein passionierter Golfspieler, hatte immer das gleiche Problem: Beim vierten Loch landete der Ball – was auch immer er anstellte – stets im ungeschnittenen Grün, sodass er zusätzliche unnötige Schläge benötigte. Mittlerweile löste allein schon der Gedanke, zum vierten Loch zu kommen, in ihm Unsicherheit aus. Vor dem entscheidenden Schlag führten wir EFT durch mit »*Auch wenn ich diese Unsicherheit bei diesem Schlag verspüre, akzeptiere ich mich voll und ganz und vertraue auf meinen Körper, der den richtigen Ablauf der Bewegung gelernt hat.*« Das Gefühl der Unsicherheit wich nach zwei Durchgängen EFT einer inneren Ruhe und Gelassenheit. Erich konnte den Schlag also wagen. Zu seinem Erstaunen flog der Ball mitten ins geschnittene Grün, sodass er für dieses Loch drei Schläge weniger aufwenden musste. Dies blieb auch in der Folgezeit der Fall.

• Angst vor Versagen (meist zusammen mit Selbstzweifeln), die eintreten kann,
    — weil der Erwartungsdruck von außen in einer kritischen Phase (z. B. Tabellen-Abstiegsgefahr) immens ist und sich die Akteure bereits in einem Teufelskreis von Erwartungsdruck / Versagen / Zweifel befinden, der zu dieser kritischen Phase geführt hat;
    — weil Erinnerungen an vergleichbare misslungene Situationen wach werden (z. B. Elfmeterschießen beim Fußball, Schießstand beim Biathlon, Strafwurf im Basketball) …

BARBARA kam von einem höherklassigen Verein, bei dem sie zwar einen Stammplatz im Team gehabt hatte, aber keine Führungsspielerin war, zu ihrem neuen Verein, der große Hoffnungen auf diese Verstärkung gesetzt und deshalb auch eine größere Summe in sie investiert hatte. Rasch stellte sich jedoch heraus, dass sie diesen Erwartungen nicht gerecht werden konnte. Ungewohnte Fehler traten in ihrem Spiel auf, was sie zunehmend verunsicherte. Eine Abwärtsspirale setzte sich in Gang: Die steigende Verunsicherung führte zu höherer Fehlerquote und dies wiederum zu verstärkter Versagensangst, was die Verunsicherung erhöhte usw. Unter diesem inneren Druck dachte Barbara schon ans Aufhören.

Mit EFT kam die Wende, indem wir ihre Versagensangst ins Visier nahmen: *»Auch wenn ich Angst davor habe, den Erwartungen nicht zu genügen, liebe und akzeptiere ich mich voll und ganz und gebe mir eine neue Chance.«* Es mischten sich Zweifel hinein, ob sie wirklich so gut sei, wie andere es in ihr sahen (*»Auch wenn ich diese Zweifel an meiner sportlichen Leistungsfähigkeit habe, liebe und akzeptiere ich mich voll und ganz und lasse wieder Freude in mein Spiel.«*) Plötzlich schossen ihr Tränen ins Gesicht (ein wichtiger verdrängter Aspekt tauchte also auf), und sie erinnerte sich an Szenen mit ihrem Vater, dem ihre Leistung nie genug war und der sie immer kritisierte und antrieb. Wir lösten die damit verbundenen Aspekte mit der »Filmtechnik« (Seite 82 ff.) auf.

Barbara erkannte, dass sie sich in ihrer »Mitläuferrolle« im früheren Verein wohl gefühlt hatte, da sie sich verstecken konnte und so nicht im Rampenlicht der Kritik stehen musste, dass sie es sogar vermieden hatte, ihr wahres Leistungsvermögen zu offenbaren. Wir bearbeiteten auch diesen Aspekt (die *»Scheu im Rampenlicht der Kritik zu stehen«*). Barbara war schließlich in der Lage, ihre Verantwortung im Team zu übernehmen, ihre Leistungskurve stieg steil nach oben, und sie begann, innere Befriedigung zu empfinden, ein Leistungsträger sein zu können.

- Angst vor dem Erfolg tritt auf, wenn unbewusste innere Strategien einem Erfolg im Wege stehen (Sie erinnern sich an die psychologische Umkehr?) und man »erschrickt«, wenn man plötzlich im Endkampf ist, nur noch den letzten Schuss treffen, nur noch den eigenen Aufschlag durchbringen müsste etc. Unerklärliche Unsicherheit, bleierne Schwere und überwunden geglaubte Schwäche setzen ein. Dahinter könnte stecken: *Ich bin es nicht wert, (großen) Erfolg zu haben (zu siegen); das kann gar nicht sein, dass ich jetzt in Führung liege und sogar gewinne; ich darf jetzt keinen Fehler machen …*

PETER stand schon des Öfteren davor, ein Turnier zu gewinnen. Doch jedes Mal musste er im Finalkampf erfahren, dass ihn seine Kräfte verließen, mit der Folge, dass er sein Leistungsvermögen nicht aufrechterhalten konnte und den Kampf verlor. Affirmationen wie *»Auch wenn ich in diesen Kämpfen mein größter Gegner bin, liebe und akzeptiere ich mich voll und ganz und werde auch diesen besiegen«* bzw. *»Auch wenn ich es mir nicht erlauben darf, ganz oben zu stehen, liebe und akzeptiere ich mich voll und ganz und gebe mir dennoch hiermit die Erlaubnis«* führten dazu, dass ihm klar wurde (ein neuer Aspekt), dass er sich den Erfolg nicht erlauben durfte, weil sein Vater auch nie gewonnen hatte und er nicht besser sein wollte als er. Die Affirmation *»Auch wenn ich ein braver Sohn sein will, der seinen Vater höher als sich selbst stellt, liebe und akzeptiere ich mich voll und ganz und erlaube mir, neue Höhen zu erklimmen und* *meinem Vater einen Sieg zu widmen«* brachte schließlich den Durchbruch. Peter gewann sein erstes Turnier und genoss zutiefst diesen Sieg auch über sich selbst, so wie er es in einer der Affirmationen angekündigt hatte.

- Ein Gefühl der Überforderung entsteht:
  - wenn Zielsetzung (und Erwartungshaltung) und momentane Leistungsfähigkeit in einem Missverhältnis stehen, zum Beispiel nach einer Verletzungspause;
  - wenn Talent und Leistungsvermögen von Außenstehenden überschätzt werden und der Sportler/die Sportlerin diesen Einschätzungen gerecht zu werden versucht ...

NICOLE hatte keine Freude mehr an ihrem Sport, die Trainingseinheiten absolvierte sie nur widerwillig, sie fühlte sich ständig angespannt und ausgelaugt. Nachdem wir allgemeinere Themen wie zum Beispiel »fehlende Frische«, »Widerwillen, sich anstrengen zu müssen«, »Freudlosigkeit« bearbeitet hatten, stießen wir zum Kern des Problems vor: Sie fühlte sich im Stress, den hochgeschraubten Erwartungen ihrer Umgebung zu entsprechen. Einerseits fühlte sie sich »wertvoll« und »geschmeichelt«, weil so viele Leute in ihr eine »lokale Größe« sahen, andererseits aber musste sie sich eingestehen, dass sie hierfür mehr Aufwand betreiben musste, als sie eigentlich wollte – der »Spaß an der Sache« ging dabei nämlich gänzlich verloren. Zunächst griff ich »die Angst, andere zu enttäuschen« auf und ließ Nicole folgende Affirmationen bei den EFT-Durchgängen verwenden: »*Auch wenn ich mich zum Spielball anderer mache, liebe und akzeptiere ich mich voll und ganz und will meinem Ball die eigene Richtung geben*« bzw. »*Auch wenn ich Angst davor habe, Eltern, Trainer* *und Fans zu enttäuschen, weil ich ihren Erwartungen nicht entspreche, liebe und akzeptiere ich mich voll und ganz und entscheide mich für mein Glück.*« Nicole wurde klar, dass sie lieber Freude an ihrem Sport haben und »kleinere Brötchen backen« und ihr »Leben nicht nach den Träumen anderer« ausrichten wollte. Sie ließ diese Entscheidung auch ihre Umgebung wissen, trainierte weniger, nahm sich mehr Zeit für sich selbst und erfuhr seit langem wieder, was es heißt, entspannt und voller Freude ihren Sport zu betreiben – ihre Leistung litt kaum darunter.

Wie Sie erkennen können, liegen zahlreiche innere Gründe vor, die das Erreichen eines sportlichen Erfolges torpedieren können. Diese Darstellung ist bei weitem nicht vollständig und soll nur einen ersten Einblick in die Wirksamkeit von EFT auch auf dem Feld des Sports geben. Diese inneren Verursacher führen zu Störungen im Energiesystem und können sehr gut mit EFT behandelt werden. Grundlegend können Sie folgende Übung anwenden:

- Setzen Sie sich *eindeutige und positiv formulierte Ziele,* die für Sie in erreichbarer Nähe liegen. Sprechen Sie zur Kontrolle Ihr Ziel auch mit Ihrem Trainer ab. So können Sie sich von Stufe zu Stufe weiterentwickeln. Machen Sie dann einen *schriftlichen Vertrag* mit sich selbst, in dem Sie sich zur Erreichung dieses Ziels *verpflichten,* in dem sie auch festlegen, *wann und wie* Sie zu diesem Ziel gelangen und welchen *persönlichen Einsatz* Sie hierbei einbringen wollen. Zum Beispiel: »*Ich will in der nächsten Saison in der .... Liga spielen und werde mir mit meinem Trainer ein tägliches Übungsprogramm erstellen.*« Oder: »*Ich werde leicht und regelmäßig in einem halben Jahr die*

Höhe von .... meistern und täglich hierfür .... Stunden trainieren.«

- Wenn Sie sich derart festlegen, werden sich möglicherweise innere Stimmen oder beunruhigende Gefühle bemerkbar machen, die zu Ihrer Verunsicherung beitragen. In diesem Moment werden Sie mit Ihren inneren Gegnern konfrontiert: mit Ihren Selbstzweifeln, mit den Einschränkungen, die Sie sich selbst auferlegen, und mit Ihren Ängsten, die Sie lähmen wollen. Wenden Sie auf diese Hindernisse dann jeweils EFT an.

Wenn ich bislang nur auf Einzelsportler Bezug genommen habe, soll das nicht heißen, dass nicht auch Teams in diese Überlegungen mit einbezogen sind. Teams sind lediglich komplexere Strukturen, bei denen mehrere unterschiedliche Energiefelder harmonisch als Einheit zusammenwirken müssen. Hieraus ergeben sich zwangsläufig weitere Problemfelder bzw. Reibungsflächen, die das Energiesystem des Gebildes »Team« empfindlich stören können und so die Leistungsfähigkeit des Ganzen gefährden.

- Ein wichtiger Faktor für einen homöostatischen Energiezustand im System »Team« stellt das gemeinsame Ziel dar, denn dies ist die Klammer für alle eventuell auseinandergehenden Teilinteressen der Teammitglieder. Dieses Identifikationselement ist unabdingbare Voraussetzung für den gemeinsamen Erfolg. Die verschiedenen Energiefelder müssen in die Lage versetzt werden, sich zu überlagern und *miteinander* zu schwingen anstatt sich abzugrenzen bzw. schlimmstenfalls sich abzustoßen. EFT kann in Einzel- und Gruppenarbeit diese Klammer entdecken und formulieren helfen.

- Weiterhin sind die Mitglieder eines Teams als Einzelsportler zu behandeln, wobei jeder eine eigene Gemengelage an inneren Erfolgsbarrieren mitbringt. Mit EFT können diese Ängste, Zweifel, Unsicherheiten aufgelöst werden.
- Schließlich gilt es, die soziale und private Situation des Einzelnen zu beachten, da diese ebenfalls bedeutenden Einfluss auf Erfolg oder Misserfolg haben.

Ich verzichte hier auf Fallbeispiele, weil sie für die Schilderung in diesem Buch zu komplex sind und vertiefte Kenntnisse verlangen. Sollten Sie jedoch mit dem Thema »Sport und Team« zu tun haben, zögern Sie nicht, mich zu Rate zu ziehen (Adresse siehe Anhang). Meine Erfahrung zeigt, dass auch in diesem Bereich die Arbeit mit EFT reiche Früchte tragen kann.

> EFT kann auch im Bereich des Sports wirksame und rasche Hilfe leisten und zu Leistungssteigerung und damit zu erhöhten Erfolgsaussichten beitragen. Die Methode kann sowohl bei Einzelsportlern als auch bei Teams angewendet werden.

EFT in Unternehmen

Wenn wir begreifen, dass auch wirtschaftliche Unternehmen lebendige Systeme sind, in denen »Gesundheit« und damit Leistungsfähigkeit nur vorhanden sein können, wenn der Organismus frei von inneren Blockaden und Störungen ist, dann wird klar, dass wir unsere Aufmerksamkeit auf die im System auf verschiedenen Ebenen ablaufenden Prozesse richten müssen. Jede unbeachtete Blockade oder Störung des »Energiesystems des Unternehmens« kann – wie auch im menschlichen Organismus – früher oder später zu gravierenden Beeinträchtigungen des Gesamtorganismus führen, im Falle eines wirtschaftlichen Unternehmens hieße das stets Minderung der wirtschaftlichen Bilanz oder letzten Endes gar der Zusammenbruch.

Ich möchte hier nicht den zahlreichen Abhandlungen über erfolgreiche Unternehmensführung eine weitere hinzufügen, in diesem Kapitel soll es vielmehr darum gehen, Ihnen einen Eindruck zu vermitteln, wie die EFT-Methode auch in diesem Bereich wirksam werden kann.

Ein großer Teil des Lebens wird am Arbeitsplatz verbracht und allzu oft geschieht es, dass dieser Lebensbereich für die Menschen mit Unzufriedenheit, Spannung oder gar Kämpfen und Ängsten erfüllt ist und deshalb zu einer inneren Störung führt, die Leistungsbereitschaft und Leistungsvermögen erheblich beeinträchtigt. Die EFT-Methode kann im Sinne der Beteiligten und des Unternehmens gute Dienste leisten, weil sie Energieblockaden auflöst und zur generellen Harmonisierung beiträgt.

Folgende Ebenen müssen dabei im Blickfeld bleiben:
- die Mitarbeiterebene,
- die Führungsebene,
- die Schnittstelle beider Ebenen.

Die Mitarbeiterebene

Der Erfolg eines Unternehmens hängt zu einem wesentlichen Teil von der Leistungsbereitschaft und Leistungsfähigkeit der Mitarbeiter ab. Dies sind Faktoren, die bekanntlich großenteils von inneren Zuständen bestimmt werden. Hierbei spielen neben der privaten Lebenssituation vor allem die Atmosphäre und der Zustand der zwischenmenschlichen Beziehungen am Arbeitsplatz eine entscheidende Rolle. Persönliche Probleme bzw. Animositäten und Rivalität zwischen Mitarbeitern (und Abteilungen) werden einen reibungslosen Arbeitsablauf jedoch behindern – das heißt, Störungen im Energiesystem des Einzelnen führen zu einer Störung im Energiesystem des Ganzen, also im Unternehmen.

Hier kann EFT helfend eingreifen, indem es mit den Mitarbeitern die persönlichen inneren Ursachen bearbeitet und löst, wie das folgende Beispiel zeigt.

In der **ENTWICKLUNGSABTEILUNG** eines IT-Unternehmens war die Atmosphäre geladen, denn es standen sich zwei Lager unversöhnlich gegenüber. Peter und seine Kollegen wollten es nicht mehr hinnehmen, dass Rudi und dessen Gefolgschaft weniger Arbeitszeit leisten, weil sie immer wieder ihre Zigarettenpausen einlegten. Der entscheidungsscheue Abteilungsleiter wollte es mit keiner Partei verderben und appellierte an die Vernunft der Kontrahenten, eine Lösung zu finden. Wie sich bald herausstellte, war dieser Konflikt eigentlich nur ein persönlicher Kampf von Peter und Rudi, die ihre jeweilige Dominanz ausleben wollten. Ich beschränkte deshalb die EFT-Arbeit in getrennter Einzelarbeit auf die beiden »Kampfhähne«.

Peter machte es wütend, mit welcher Selbstverständlichkeit Rudi sich seine Freiheiten herausnahm. Wir begannen EFT-Durchgänge bei Peter also mit: *»Auch wenn ich wütend auf Rudis anmaßendes Verhalten bin ...«*, kamen unter anderem zu: *»Auch wenn ich Hem-*

mungen habe, mir Freiheiten zu erlauben und neidisch auf Rudi bin, der es kann ...« und endeten bei: *»Auch wenn meine Mutter immer von mir verlangte, dass ich ihren Regeln widerspruchslos folgen solle, liebe und akzeptiere ich mich voll und ganz.«* Nach weiteren EFT-Runden mit persönlichen »Autoritätspersonen«-Erlebnissen war die negative Einstellung gegenüber Rudi verraucht.

Rudi hingegen fühlte sich von Peter herausgefordert, weil er sich in dessen Gegenwart immer unterlegen vorkam. Da er nicht nur sein Rauchen nicht im Griff hatte, sondern auch das Trinken nicht ganz kontrollieren konnte, erinnerte ihn »Peter, der Reine« an seine eigenen Schwächen. Auch diese Themen wurden mit EFT angegangen und gelöst, sodass Rudi eine neutrale Position gegenüber Peter einnehmen konnte.

Nach den beiden Einzelarbeiten war der Boden bereitet, um die beiden zusammenzubringen. Zu meinem Erstaunen gingen die beiden entspannt und freundlich aufeinander zu und vereinbarten, dass sie zusammen mit den Kollegen nach einer zufrieden stellenden Lösung suchen wollten. Sie wurde gefunden, das Klima in der Abteilung besserte sich schlagartig und die Produktivität stieg auf eine neue Ebene. Nebenbei bemerkt: Rudi setzte die EFT-Therapie fort, ist mittlerweile ins »Nichtraucherlager« gewechselt und trinkt »nur noch ab und zu ein Gläschen«.

Durch Intervention auf der Mitarbeiterebene können viele (versteckte) Konflikte aufgedeckt und gelöst werden. Gewinner sind in jedem Falle die beteiligten Personen und das Unternehmen, da einerseits Entspannung und Zufriedenheit gefördert werden und andererseits die zerstreute Energie wieder ganz den eigentlichen Aufgaben zur Verfügung steht. Darüber hinaus wird diese entspannte Atmosphäre dazu beitragen, die emotionale und körperliche Befindlichkeit der Mitarbeiter zu stabilisieren und Krankheitsausfälle zu reduzieren, die oftmals nur Flucht aus einer ausweglosen Situation bedeuten.

Die Führungsebene

Führungskräfte sind anderen Anforderungen ausgesetzt als ihre Mitarbeiter, sie haben unter anderem Führungs-, Koordinations- und Entscheidungsfunktion und sehen sich Erfolgs- und Rechtfertigungsdruck gegenüber. Und dennoch sind auch sie nur Menschen, die sich mit ihren eigenen Unzulänglichkeiten diesen Aufgaben stellen müssen. Nicht wenige zerbrechen daran oder bauen Schutzwälle um sich herum auf, die letztendlich aber nur ihnen selbst, ihren Mitarbeitern und dem Unternehmen schaden. Die EFT-Methode kann auch diese inneren Störungen auf einfache und rasche Weise angehen und auflösen.

WILHELM, der Leiter einer größeren Abteilung, »stand ständig unter Strom«. Stets war er auf dem Sprung, denn es galt, die Arbeit seiner Mitarbeiter zu kontrollieren. Das Delegieren von Aufgaben vermied er, sodass er mit Arbeiten überhäuft war und sich dadurch noch mehr Last auf seine Schultern lud, die ihn zu erdrücken drohte. Die Folge war, dass sein Privatleben darunter litt, denn er hatte nahezu keines mehr. Außerdem zeigten sich zunehmend körperliche Verschleißerscheinungen wie hoher Blutdruck, Herzrhythmusstörungen, Kreuzschmerzen, Schlafstörungen. Wir gingen mit EFT zunächst die allgemeine Erscheinung seiner Ruhelosigkeit an: »*Auch wenn mich diese Unruhe ständig umhertreibt, deren Ursache mir unbekannt ist, liebe und akzeptiere ich mich voll und ganz.*« Nach erfolgreichen Klopfzyklen spürte er zunehmende Ruhe in sich einkehren. Seine Aufmerksamkeit galt dann der stärker wahrgenommenen inneren Anspannung: *»Auch wenn in mir so viel Spannung ist, dass ich nahezu daran zerbreche, liebe und achte ich mich voll und ganz.«* Während sich bei diesen EFT-Durchgängen die Anspannung zu lösen begann, rückte er damit heraus, dass er vor seinen Vorgesetzten »gut dastehen müsse und sich keine Fehler erlauben dürfe«. Deshalb müsse er auch die anderen kontrollieren und am besten vieles selbst machen. Ich fragte ihn, vor wem er denn noch »gut dastehen und ohne Fehler sein müsse«. Diese Bemerkung traf ihn mit voller Wucht, und er war erstaunt, dass er diese offensichtlichen Zusammenhänge nicht erkannt hatte. Er berichtete, dass er in einem autoritären Elternhaus aufgewachsen und der Vater ein wahrer Despot gewesen sei. Als Junge musste er jeden Abend vor dieser »höheren Instanz zum Appell antreten, strammstehen und Rechenschaft über den Tag abgeben«.

Wir griffen nun einige besonders belastende Ereignisse auf und wendeten darauf die »Filmtechnik« der EFT-Methode an (Seite 82 ff.), bis diese Erlebnisse keine Wirkung mehr auf Wilhelm hatten. Dabei kam heraus, dass Wilhelm Angst vor der Kritik und den Strafen seines Vaters hatte. Wir kamen zum Schluss mit der Affirmation: *»Auch wenn ich diese Angst vor meinem Vater so viele Jahre unnötig herumgetragen habe, liebe und akzeptiere ich mich voll und ganz und vergebe meinem Vater für das, was er mir angetan hat und entscheide mich dafür, meinen eigenen Wert zu erkennen.«* Erleichtert nahm Wilhelm zur Kenntnis, dass eine große Last von ihm gewichen war. Er fühlte sich wesentlich ruhiger und bemerkte – als er sich vom Stuhl erhob, um sich zu verabschieden –, dass seine ständigen Rückenschmerzen verschwunden waren.

Wilhelm führte in der Folgezeit eine Reorganisation seiner Abteilung durch, bei der er zahlreiche Aufgaben und die Ergebniskontrolle auf seine Mitarbeiter übertrug, die diesen Vertrauensbeweis sehr gerne annahmen. Er selbst konzentrierte sich zunehmend auf Führungs- und Organisationsaufgaben. Das Arbeitsklima verbesserte sich bedeutend und die Produktivität steigerte sich beträchtlich. Indem Wilhelms Energiefluss befreit wurde, wurde auch die in seiner Abteilung steckende Energie mobilisiert.

Wilhelm bemerkte, dass seine Rückenschmerzen immer dann auftraten, wenn er sich unter Druck setzte – ein guter Indikator also, sich zurückzulehnen und zu entspannen. Er berichtete weiter, dass sein Blutdruck normale Werte angenommen, er mittlerweile einen guten Schlaf und auch sein Privatleben zufrieden stellend geregelt habe.

Wilhelms Beispiel zeigt, dass auch Führungskräfte – und damit das Unternehmen – davon profitieren können, wenn die inneren Blockaden dieses Personenkreises aufgelöst werden. Das Beispiel demonstriert darüber hinaus, dass sich das Arbeitsklima innerhalb der Abteilung entscheidend verbesserte und die Mitarbeiter von diesem Wandel Wilhelms profitierten. Der folgende Abschnitt soll diesen Zusammenhang und die positive Rolle, die EFT hierbei spielen kann, noch näher erläutern.

Die Schnittstelle beider Ebenen

Führungskräfte und ihre Mitarbeiter definieren sich gewöhnlich leider als zwei voneinander getrennte Felder, die vertikal angeordnet sind, in ein »Oben« und ein »Unten«, wobei meist der Informationsfluss lediglich in eine Richtung, nämlich von oben nach unten, verläuft. Persönliche innere Ängste und Blockaden auf beiden Ebenen verhindern eine sinnvolle Überlagerung und fruchtbaren Austausch. Erhebliche positive Synergieeffekte, die für ein Unternehmen leicht zu realisieren wären, gehen damit verloren.

EFT kann einen positiven Beitrag dazu leisten, die Friktionen an der Schnittstelle zwischen Führungskraft und Mitarbeitern zu glätten.

Die Ergebnisse der **SERVICE-ABTEILUNG** waren nicht zufrieden stellend. Martin, der Abteilungsleiter, beklagte sich über die Leistungsbereitschaft der Angestellten, die nur das Nötigste taten und die angetragenen Aufgaben vor sich herschoben. Vor seinen Vorgesetzten rechtfertigte sich Martin mit dem Hinweis, dass er eine schwierige Belegschaft übernommen habe, von der er wohl einige Mitarbeiter abziehen müsse. Er dachte dabei vor allem an Marlies, die ihm besonders widerspenstig vorkam.

Marlies war die »Mama« dieser Abteilung und von Anfang an mit dabei. »Ich kenne mich in allem aus und will mir von einem solch jungen Schnösel, der meint, er sei der Befehlsgeber, nichts vorschreiben lassen, zumal er gar nicht durchblickt.« Wie sich herausstellte, waren die Positionen ziemlich festgefahren. Marlies und ihre Kolleginnen und Kollegen befanden sich im Zustand der »inneren Kündigung« bzw. des »stillen Streiks«. Marlies und Martin waren die Protagonisten des Problems.

Ich fing mit Marlies an. Bei ihr stand im Vordergrund, dass sie sich nicht wertgeschätzt fühlte. Ihre gesamte Erfahrung zählte plötzlich nichts mehr. Es sei nur noch das richtig, was Martin ausgebrütet hatte.

Ein klärendes Gespräch mit Martin hatte Marlies bislang jedoch nicht gesucht. Sie wollte ihm nicht auch noch diesen Triumph gönnen, wenn sie ihm ihr Bedürfnis nach Wertschätzung »auf dem Tablett serviere«. Die Anwendung von EFT führte zunächst zu: *»Auch wenn ich mich nicht in meinem Wert geschätzt fühle, akzeptiere und liebe ich mich voll und ganz.«* Mit einem leichten Anflug von Zorn und Schmerz berichtete Marlies, dass ihre Eltern meist ihre kleinere Schwester umhegten und sie immer das Gefühl haben musste, wertlos zu sein. Wir nahmen uns einige Erinnerungen und das »Bedürfnis, beachtet zu werden« vor, die mit EFT bearbeitet und gelöst wurden. Sie meinte dann, »ich werde nicht vor Martin kriechen«.

Ich ließ sie weitere EFT-Durchgänge machen mit: *»Auch wenn ich vor niemandem kriechen und mich mit festen Beinen aufrecht halten will, liebe und akzeptiere ich mich voll und ganz und erlaube mir zumindest, mich hinzusetzen.«* Sie musste lachen und erkannte, dass sie ja nicht kriechen muss, um eine notwendige Klärung herbeizuführen, zumal ihr das Wohl der Abteilung doch sehr am Herzen lag.

Martin hatte noch keine Erfahrung mit »Führung« gehabt, als er diesen Job übernahm. Er war der Auffassung, dass er »unter Beweis stellen müsse, dass er der Chef sei, sonst würden ihm alle auf der Nase herumtanzen«. Er musste daher den anderen auch die Richtung vorgeben. Das Verhalten seiner Mitarbeiter verstand er als Hinweis, »mit harter Hand zu regieren«. Ich fragte Martin, wie es denn für ihn sei, dass er auf solche Ablehnung stoße. Er meinte, es mache ihn schon manchmal traurig, aber das gehöre wohl zu seinem Job, damit fertig zu werden.

Damit hatte ich einen Ansatzpunkt gefunden: *»Auch wenn ich mich manchmal traurig über diese Ablehnung fühle und gar nicht so stark bin, wie ich sein möchte, liebe und akzeptiere ich mich voll und ganz.«* Martin gab zu, dass er sich noch unsicher fühle, weil diese neue Aufgabe ihn noch teilweise überforderte, und er dies vor den anderen nicht zugeben könne. Es folgten EFT-Durchgänge mit: »*Auch wenn ich unsicher bin und diese Unsicherheit verbergen will, liebe und akzeptiere ich mich voll und ganz und möchte anderen vertrauen können.*«

Martin kam schließlich zur Erkenntnis, dass er sich damit überforderte, eine perfekte Führungskraft sein zu wollen und entschied sich, auf sein Team zuzugehen. In meiner Anwesenheit wurde ein Treffen durchgeführt, in dem Martin eingestand, dass er als Neuling noch viel lernen müsse und er sich bemühen wolle, mehr auf seine Mitarbeiter einzugehen und auch deren Erfahrung anzuhören. Marlies ihrerseits gestand, dass sie sich verletzt gefühlt hatte und versprach, Martin zu unterstützen. Die anderen Mitarbeiter bekundeten den gleichen Willen.

Es dürfte nicht überraschen, dass ein neuer Elan in diese Abteilung einzog und sich die Gesamtleistung erheblich steigerte, dass Martin die Kenntnisse von Marlies und anderen schätzen lernte und er aus diesen ersten bitteren Erfahrungen positive Schlüsse gezogen hat.

Es soll hier nicht der Eindruck entstehen, dass auf Führung verzichtet werden kann. In einem Team sind vorgegebene Ziele und darauf abgestimmte spezielle Aufgaben zu erfüllen. Dies bedingt Führung mit Autorität, was aber nicht heißen soll, dass diktatorisches und willkürliches Verhalten einziehen müssen, hinter dem allzu oft nur ganz persönliche verborgene Störungen stecken. Vielmehr verspricht eine – wie das letzte Beispiel zeigt – auf Respekt, beidseitigem Informationsfluss und Offenheit basierende Philosophie mehr Erfolg sowohl für den Einzelnen als auch für das gesamte Unternehmen. »Erfolg« bemisst sich für mich nicht nur an der finanziellen Bilanz, sondern auch an der inneren Verfassung des »Systems Unternehmen«. Ein Unternehmen vegetiert (auch erfolgsmäßig), wenn die Menschen darin vegetieren müssen. Und das Unternehmen lebt (auch erfolgsmäßig), weil Menschen gerne darin leben.

Die gewählten Beispiele fanden auf der interpersonalen Ebene statt und steigerten indirekt den Erfolg des Unternehmens, indem die Leistungsbereitschaft bzw. -fähigkeit und damit die Produktivität positiv verändert wurden. Die Anwendung von EFT kann auch direkten Einfluss auf den Erfolg eines Unternehmens nehmen, indem die persönlichen inneren Erfolgsblockaden der obersten Entscheidungsträger einer Betrachtung unterzogen werden. Begrenzungen bei diesem Personenkreis führen automatisch zu Limitierungen in der Entscheidungsfindung und damit zu eingeschränkten Erfolgsaussichten des Unternehmens.

Die positiven Möglichkeiten von EFT auf dem Gebiet des »Energiesystems Unternehmen« sind weitreichend und vielfältig und können auch beim künftigen wirtschaftlichen Wettbewerb an Bedeutung gewinnen.

In wirtschaftlichen Unternehmen kann die EFT-Methode auf verschiedenen Ebenen positiven Einfluss nehmen und so den Erfolg sowohl von Einzelpersonen als auch des »Gesamtorganismus Unternehmen« steigern.

EFT und öffentliches Auftreten

Kaum ein anderer Bereich in unserem Leben ist derart bestimmt vom Begriff des Erfolgs bzw. Misserfolgs wie der des öffentlichen Auftretens. Sich mit seinem Tun ins Rampenlicht der Öffentlichkeit zu stellen bedeutet immer auch, sich einer Prüfungssituation auszusetzen und sich den Urteilen anderer auszuliefern. Wie wird das Publikum reagieren, wie wird es das aufnehmen, was dargeboten wird? »Lampenfieber« ist eine »normale« Erscheinung bei denen, die sich dieser Situation tagtäglich gegenübersehen.

Noch nervenaufreibender kann es bei denjenigen sein, die sich nur gelegentlich derartigen Ereignissen stellen müssen, wie zum Beispiel bei einer Ansprache, beim Theaterspiel mit der Schulklasse etc. Im Extremfall macht sich lähmende Versagensangst mit Schweißausbrüchen, Schwindelgefühlen, Zittern und Übelkeit breit. Diese Unsicherheit und Angst, diese negativen körperlichen Erscheinungen sind, wie wir bereits gesehen haben, jeweils auf Störungen im Energiesystem zurückzuführen und können mit EFT aufgelöst werden. Innere Ruhe und Stärke sowie Vertrauen in die eigenen Fähigkeiten sind die Folge einer geglückten Behandlung. Das Resultat: bessere Ausstrahlung, höheres Leistungsvermögen, größere Erfolgsaussichten.

NORBERT wurde von seinen Kolleginnen und Kollegen dazu ausersehen, auf einer Unternehmensfeier vor versammelter Belegschaft und Unternehmensführung eine Rede zu halten. Er hatte sich zunächst dagegen gesträubt, wollte sich jedoch nach »diesem Ruf und diesem Vertrauensbeweis keine Blöße mehr geben«. Je näher der Tag seiner Rede rückte, desto unwohler fühlte sich Norbert, sein Schlaf und seine Ehe litten zunehmend unter seiner Unruhe und Gereiztheit. Er hatte schon unzählige Redeentwürfe verworfen, ihm fiel nichts mehr ein, sein Geist schien wie leer zu sein. Er versuchte es mit EFT, denn er wollte »zu jedem Strohhalm greifen«.

Wir begannen mit seiner Unruhe und verwendeten die Affirmation: »*Auch wenn ich diese Unruhe in mir verspüre, akzeptiere ich mich voll und ganz und erkenne an, dass ich mutig bin, mich dieser Rede-Situation auszusetzen.*« (Mit dem letzten Teil der Affirmation wollte ich einen Gegenpol zu seiner inneren Schwäche bilden.) Norbert erkannte schnell, dass sich hinter dieser Unruhe Angst verbarg. Ich fragte ihn, worin die Angst bestünde und bat ihn, sich vorzustellen, dass er eine Rede halten würde. In ihm tauchte das Bild auf, dass alle auf ihn starren und er seinen Text vergisst. Er führte das EFT-Grundrezept durch mit: »*Auch wenn all diese Leute auf mich starren und ich Angst habe, meinen Redetext zu vergessen, akzeptiere ich mich voll und ganz und vertraue darauf, dass mir dennoch die richtigen Worte einfallen.*« Die beiden ersten Durchgänge mit dieser Affirmation führten die anfängliche Einwertung von neun auf eine Einwertung von drei. Der dritte und vierte Durchgang brachten keine Veränderung mehr hervor. Irgendetwas schien einen Fortschritt zu blockieren.

Ich bat Norbert, sich vorzustellen, was das Schlimmste sei, was passieren könne, wenn er den Text vergessen würde. Er wurde unruhig und meinte dann, dass er »ausgelacht werden würde«. Die Einwertung seiner Unruhe ergab eine Fünf. Während wir eine EFT-Runde durchführten mit »*Auch wenn ich Angst davor habe, ausgelacht zu werden, wenn ich den Redetext vergesse, liebe und akzeptiere ich mich voll und ganz*«, fühlte er, wie seine Unruhe anstieg – auf einen Wert von neun (ein neuer Aspekt!). Ich fragte Norbert, wie das Lachen in seinen Ohren klingen würde. Als er meinte, »wie Kinderlachen«, erinnerte er sich, dass er in der Schule von der Klasse ausgelacht worden war, als er ein Gedicht aufsagen sollte und er vor Aufregung anfing zu stottern und dann gänzlich den gelernten Text vergaß. Er erinnerte sich, dass er damals »am liebsten in den Boden versunken wäre«.

Wir behandelten dieses Erlebnis nun mit der »Filmtechnik« (Seite 82 ff.), sodass Norberts Einwertung seiner Unruhe eine Null ergab. Wir gingen nochmals zu seinem Bild zurück, in dem alle auf ihn starren und er den Text vergisst. Er fühlte sich ruhig und merkte an, dass er in jedem Falle ja sein Redemanuskript bei sich haben würde. Wir spielten noch einige Szenarien durch, doch seine Angst bzw. Unruhe blieb stets bei einem Wert zwischen null und eins. Ich machte Norbert darauf aufmerksam, dass er die EFT-Methode auch kurz vor seinem Auftritt anwenden könne, falls bei ihm Nervosität und anderes erscheinen würden.

Norbert hielt problemlos seine Rede (»Nur ein wenig Herzklopfen und Bauchgrummeln – auch ohne EFT davor.«) und wurde von seinen Kollegen gefeiert.

Menschen, die ihren Beruf oder ihr Hobby im Licht der Öffentlichkeit ausüben, sehen sich oftmals inneren Ängsten und Selbstzweifeln gegenüber, die Hindernisse für steten Erfolg sein können. EFT kann hier hilfreich zur Seite stehen.

Was noch zu sagen ist

Sie haben nun einen ersten Einblick in diese vielleicht für Sie nicht mehr ganz so »ungewöhnliche« Methode gewonnen und schon erste, hoffentlich erfolgreiche, Anwendungsversuche hinter sich. Lassen Sie sich jedoch nicht entmutigen, wenn es nicht gleich auf Anhieb klappen sollte. Vielleicht haben Sie gerade bei den ersten Gehversuchen ein allzu komplexes Problem in Angriff genommen, das mehr Erfahrung verlangt und Sie noch überfordert. Es gibt viele Gründe, warum etwas nicht funktionieren kann. EFT bildet hier keine Ausnahme.

Doch erweist sich immer wieder, dass EFT seine Wirkung doch noch tut, wenn man den richtigen Zugang zum Problem gewonnen hat. Und hierzu braucht man – wie überall auch – Erfahrung, Einfühlungsvermögen und Kreativität. Erfolg verlangt manchmal eine »Kunst« in der Herangehensweise, um auch kompliziertere Fälle, die reich an versteckten Aspekten und zugrunde liegenden Themen sind, zufrieden stellend zu lösen. Also nicht zu früh aufgeben und nötigenfalls fachliche Hilfe aufsuchen! Die Chancen sind groß, dass Sie Schritt für Schritt Ihre Probleme lösen können, auch wenn Sie oder andere dies bislang für ausgeschlossen hielten.

Dennoch: EFT ist kein Allheilmittel, wenngleich es Erstaunliches zu leisten vermag. Wie auf so vielen Feldern, gibt es auch hier aus den Erfahrungen tagtäglich Neues zu lernen, um das Potenzial von EFT noch weiter ausschöpfen zu können. Wie Gary

Craig es formuliert: »Wir befinden uns mit EFT (und im Allgemeinen mit den Energie-Therapien) erst am Beginn eines Höhenflugs der Heilkunst.« EFT ist ein Baustein hierfür, der aus den Erfahrungen der Praxis mehr und mehr weiterentwickelt und verfeinert wird und dadurch zu diesem Höhenflug beitragen kann. So ist es nicht verwunderlich, dass auch EFT sich im Laufe der Jahre weiterentwickelt und verändert hat, doch das in diesem Buch vorgestellte Grundgerüst bleibt stets aktuell und wirksam.

Darüber hinaus lässt sich diese Methode auch leicht in andere Therapieformen und -techniken einbauen, sodass sich noch effektivere Synthesen ergeben können. Ich selbst kombiniere in meiner Praxis EFT bei komplexeren Fällen gern vor allem mit Hypnosetechniken sowie mentalen und behavioristischen Elementen, um so den Heilungsprozess sowohl auf seelischer als auch auf körperlicher und geistiger Ebene zu vertiefen und zu integrieren.

Wir bewegen uns mit diesen Energie-Therapien immer noch auf relativ neuem Land, obgleich die Grundlagen bereits vor langer Zeit gelegt worden sind. Der Energie, die in den Meridianen kreist, und anderen Phänomenen, die uns begegnen, wenn man mit dieser Energie arbeitet, hängt vielfach immer noch etwas Mystisches an. Denn die »Wunder«, die mit EFT hervorgerufen werden, lassen auch die »Erfahrenen« immer wieder staunen und fordern dazu auf, die vorherrschenden Meinungen über »das kann nicht sein«, »das ist unmöglich« zumindest in Frage zu stellen.

Der energetische Ansatz in der (Psycho-)Therapie wird sich zunehmend als eine Herausforderung für traditionelle therapeutische Verfahren sowohl auf dem Feld der Psychotherapie als auch in weiten Bereichen der Medizin erweisen. Die Einfachheit und rasche Wirksamkeit dieses alten und doch neuen Ansatzes und seine Weiterentwicklung werden sicherlich immer mehr Laien wie auch im Heilwesen Tätige in seinen Bann ziehen. Das soll nicht heißen, dass kognitive und behavioristische Elemente im therapeutischen Prozedere der Psychotherapie obsolet geworden sind. Sie sind weiterhin wichtige Elemente bei der Neuorientierung des Klienten und bei der Stabilisierung seiner gewonnenen Freiheit von emotionalem Stress.

Ein Paradigmenwechsel im Heilwesen könnte sich dennoch anbahnen: weg von dem überdimensionierten, mechanisierten, in Spezialistentum zergliederten, von Chemie dominierten Koloss »Gesundheitsapparat«, der von der Krankheit lebt – und mehr hin zu einem ganzheitlichen und vereinheitlichenden, vereinfachten, auf Lebensenergie basierenden Ansatz, der in erster Linie und letzter Konsequenz darauf angelegt ist, Gesundheit zu fördern und zu bewahren, anstatt verlorene Gesundheit zu behandeln. Die Situation im Gesundheitswesen dürstet nach Veränderung, nach Wandlung. Selbstverantwortung ist hierbei ein entscheidendes Schlagwort in der heutigen Debatte um unser Gesundheitswesen. Nehmen wir diese Aufforderung an und beginnen wir, unsere Gesundheit im wahrsten Sinne des Wortes in unsere eigenen Hände zu nehmen! Je mehr Erfahrung wir mit dieser unserer »Lebensenergie« machen, desto steiler kann der von Gary Craig angesprochene Höhenflug werden.

Da wir nun zum Ende dieser Entdeckungsreise durch das »weite Land ungewöhnlicher Möglichkeiten« gelangt sind und Sie, liebe Leserin, lieber Leser, einen hoffentlich positiven und anregenden Anstoß für Ihr persönliches Wohlbefinden erhalten haben, möchte ich mich bei Ihnen bedanken, dass ich dabei als Ihr »Reiseführer« dienen durfte. Ich wünsche Ihnen viel Erfolg bei der weiteren Anwendung und beim Experimentieren mit der EFT-Methode, die Ihnen nun schon ein wenig vertrauter geworden ist. Mögen Sie dabei auf Ihrem Weg zu emotionaler und körperlicher Freiheit ein großes Stück vorankommen!

Über Mitteilungen per Post oder E-mail, in denen Sie von Ihren Erfahrungen und Fortschritten mit dieser Methode berichten, würde ich mich freuen.

Anhang

Mein EFT-Tagebuch

Wenn Sie mit belastenden Lebensthemen, kleinen oder großen Problemen »gezielt aufräumen« möchten (siehe S. 95 f.), kann dieses EFT-Tagebuch eine große Hilfe sein.

Notieren Sie einfach der Reihe nach, was Sie stört und was Sie endlich loswerden wollen, und tragen Sie die Einwertung Ihres jeweils dabei auftretenden Unwohlseins (JETZT!) in das zugehörige Kästchen ein. (*Beispiel:* Schulterschmerzen = 8, Lampenfieber = 10, usw.) Bis zu 50 Themen haben Platz und mehr – die Liste lässt sich beliebig verlängern.

1. _____ ❏

2. _____ ❏

3. _____ ❏

4. _____ ❏

5. _____ ❏

6. _____ ❏

7. _____ ❏

8. _____ ❏

9. _____ ❏

10. _____ ❏

11. _____ ❏

12. _____ ❏

13. _____ ❏

14. _____ ❏

15. _____ ❏

16. _____ ❏

17. _____ ❏

18. _____ ❏

19. _____ ❏

20. _____ ❏

21. _____ ❏

22. _____ ❏

23. _____ ❏

24. _____ ❏

25. _____ ❏

26. _____ ❏

27. _____ ❏

28. _____ ❏

29. _____ ❏

30. _____ ❏

31. _____ ❏

32. _____ ❏

33. _____ ❏

34. _____ ❏

35. _____ ❏

36. _____ ❏

37. _____ ❏

38. _____ ❏

39. _____ ❏

40. _____ ❏

41. _____ ❏

42. _____ ❏

43. _____ ❏

44. _____ ❏

45. _____ ❏

46. _____ ❏

47. _____ ❏

48. _____ ❏

49. _____ ❏

50. _____ ❏

Diese Liste kann gegebenenfalls verlängert werden.

Übernehmen Sie nun ein Ereignis und die dazugehörige Einwertung aus Ihrer Liste in die jeweils erste Zeile, formulieren Sie eine passende (spezifische) Affirmation und führen Sie nun EFT in den gewohnten Schritten durch. Dokumentieren Sie Ihren Fortschritt, indem Sie die sich jeweils neu ergebenden Einwertungen eintragen. Halten Sie auch auftretende Aspekte und deren Einwertungen fest. Auf Seite 71 f. finden Sie die Beschreibung, wie Sie konkret vorgehen müssen.

	Einwertungen		
→ 1 _____	/	/	/
Affirmation: _____			
Aspekt 1: _____	/	/	/
Aspekt 2: _____	/	/	/
Aspekt 3: _____	/	/	/
2 _____	/	/	/
Affirmation: _____			
Aspekt 1: _____	/	/	/
Aspekt 2: _____	/	/	/
Aspekt 3: _____	/	/	/
→ 3 _____	/	/	/
Affirmation: _____			
Aspekt 1: _____	/	/	/
Aspekt 2: _____	/	/	/
Aspekt 3: _____	/	/	/

→ 4 _____ / / /

Affirmation: _____

Aspekt 1: _____ / / /

Aspekt 2: _____ / / /

Aspekt 3: _____ / / /

→ 5 _____ / / /

Affirmation: _____

Aspekt 1: _____ / / /

Aspekt 2: _____ / / /

Aspekt 3: _____ / / /

→ 6 _____ / / /

Affirmation: _____

Aspekt 1: _____ / / /

Aspekt 2: _____ / / /

Aspekt 3: _____ / / /

→ 7 _____ / / /

Affirmation: _____

Aspekt 1: _____ / / /

Aspekt 2: _____ / / /

Aspekt 3: _____ / / /

→ 8   /   /   /

Affirmation:

Aspekt 1:   /   /   /

Aspekt 2:   /   /   /

Aspekt 3:   /   /   /

→ 9   /   /   /

Affirmation:

Aspekt 1:   /   /   /

Aspekt 2:   /   /   /

Aspekt 3:   /   /   /

→ 10   /   /   /

Affirmation:

Aspekt 1:   /   /   /

Aspekt 2:   /   /   /

Aspekt 3:   /   /   /

→ 11   /   /   /

Affirmation:

Aspekt 1:   /   /   /

Aspekt 2:   /   /   /

Aspekt 3:   /   /   /

Kopierseite

➜ ❑ _____ __ / __ / __

Affirmation: _____

Aspekt 1: _____ __ / __ / __
Aspekt 2: _____ __ / __ / __
Aspekt 3: _____ __ / __ / __

➜ ❑ _____ __ / __ / __

Affirmation: _____

Aspekt 1: _____ __ / __ / __
Aspekt 2: _____ __ / __ / __
Aspekt 3: _____ __ / __ / __

➜ ❑ _____ __ / __ / __

Affirmation: _____

Aspekt 1: _____ __ / __ / __
Aspekt 2: _____ __ / __ / __
Aspekt 3: _____ __ / __ / __

➜ ❑ _____ __ / __ / __

Affirmation: _____

Aspekt 1: _____ __ / __ / __
Aspekt 2: _____ __ / __ / __
Aspekt 3: _____ __ / __ / __

Kopierseite

➜ ❑ _____ / / /

Affirmation: _____

Aspekt 1: _____ / / /
Aspekt 2: _____ / / /
Aspekt 3: _____ / / /

➜ ❑ _____ / / /

Affirmation: _____

Aspekt 1: _____ / / /
Aspekt 2: _____ / / /
Aspekt 3: _____ / / /

➜ ❑ _____ / / /

Affirmation: _____

Aspekt 1: _____ / / /
Aspekt 2: _____ / / /
Aspekt 3: _____ / / /

➜ ❑ _____ / / /

Affirmation: _____

Aspekt 1: _____ / / /
Aspekt 2: _____ / / /
Aspekt 3: _____ / / /

Adressen

Der Autor hat Websites eingerichtet und bringt einen monatlichen EFT-Newsletter heraus, wo Sie Allgemeines und Aktuelles zu EFT erfahren und Klopfanregungen sowie Fallbeispiele zu vielen physischen und emotionalen Problemen finden:
www.eft-benesch.de
www.eft-kinder.de

EFT-Anwender
Listen mit EFT-Anwendern finden Sie auf folgenden Websites, die jedoch nichts über Qualifikation und Können der aufgeführten Personen aussagen.
- Liste bei Patricia Carrington (weltweit):
www.masteringeft.com/
- Listen für den deutschsprachigen Raum:
  - EFT-D.A.CH, der 2006 gegründete Fachverband der EFT-Trainer/innen & EFT-Anwender/innen: *www.eft-dach.org*
  - E.N.I. (EFT-Netzwerk International): *www.eftnetzwerk.de*
  - *www.therapeuten.de*
  - *www.eft-kinder.de*

Weiterführende Literatur

In den letzten Jahren sind vermehrt Bücher zu Klopfakupressur und im Besonderen zu EFT-Klopfakupressur erschienen, was deren zunehmende Bedeutung im Bereich Gesundheit und Persönlichkeitsentwicklung unterstreicht. In der folgenden Auswahl finden Sie sowohl Literatur zu Klopfakupressur selbst als auch zu verwandten Themenbereichen und Ansätzen sowie Hinweise zu wissenschaftlichen Forschungen.

Literatur zu EFT

Benesch, H.: *Gesunde Kinder mit Klopfakupressur – Emotionale und körperliche Probleme sanft und sicher lösen,* Goldmann Verlag, München 2009

Benesch, H.: *Frei von Allergie mit Klopfakupressur – Beschwerden lindern und dauerhaft loswerden,* Goldmann Verlag, München 2009

Craig, G.: *EFT for PTSD,* Energy Psychology Press, Fulton, CA 2008

Feinstein, D. / Eden, D. / Craig, G.: *The Healing Power of EFT & Energy Psychology,* Piatkus Books, London 2006

Keller, E.: *Endlich frei: Emotionale und körperliche Blockaden auflösen mit Emotional Freedom Techniques – EFT,* Ullstein Verlag, Berlin 2005

Reiland, Ch.: *EFT – Klopfakupressur für Körper, Seele und Geist,* Goldmann Verlag, München 2006

Wyss, R.: *Stress überwinden mit EFT – Sich durch Klopfakupressur befreien*, AT Verlag, Baden und München 2007

Wyss, R.: *Klopf dich schlank – Erfolgreich abnehmen mit EFT*, AT Verlag, Baden und München 2008

Literatur zu verwandten Themen

Bohne, M. / Eschenröder, Ch. T. / Wilhelm-Gößling, C. (Hrsg.): *Energetische Psychotherapie – integrativ*, dgvt-Verlag, Tübingen 2006

Callahan, R. J. / Callahan, J.: *Den Spuk beenden*, VAK Verlags GmbH, Kirchzarten 2001

Callahan, R. J.: *Der unwiderstehliche Drang*, VAK Verlags GmbH, Kirchzarten 2001

Diamond, J.: *Life Energy: Using the Meridians to Unlock the Hidden Power of Your Emotions*, Peragon House, New York 1985

Diamond, J.: *Der Körper lügt nicht*, VAK Verlags GmbH, Kirchzarten 2002

Eden, D.: *Energy Medicine.* Jeremy P. Tarcher/Penguin, New York 1999

Gallo, F. P.: *Energetische Psychologie*, VAK Verlags GmbH, Kirchzarten 2000

Gallo, F. P.: *Handbuch der Energetischen Psychotherapie*, VAK Verlags GmbH, Kirchzarten 2002

Gallo, F. P. (Hrsg.): *Energy Psychology in Psychotherapy*, W. W. Norton, New York 2001

Lipton, B. H.: *Intelligente Zellen – wie Erfahrungen unsere Gene steuern*, KOHA-Verlag, Burgrain 2006

Forschungen zu Klopfakupressur

Zusammenfassungen der folgenden Studien finden Sie auf meiner Website *www.eft-benesch.de/info*

Andrade, J. / Feinstein, D.: *Preliminary Report of the First Large-Scale Study of Energy Psychology*

Baker, A. H. / Siegel, L.: *Can a 45 Minute Session of EFT Lead to Reduction of Intense Fear of Rats, Spiders and Water Bugs?« – A Replication and Extension of the Wells et al. (2003) Laboratory Study,* vorgestellt auf der Jahreskonferenz der »Association for Comprehensive Energy Psychology« in Baltimore, 2003 (zu finden z. B. unter *www.masteringeft.com*)

Baker, A. H. / Carrington, P. / Putilin, D.: *Theoretical and Methodological Problems in Research on Emotional Freedom Techniques (EFT) and Other Meridian Based Therapies,* Psychology Journal 6.2, 2009, S. 34–46

Benor, D. J. / Ledger, K. / Toussaint, L., Hett, G. / Zaccaro, D.: *Pilot Study of Emotional Freedom Technique (EFT), Wholistic Hybrid Derived from EMDR and EFT (WHEE) and Cognitive Behavioral Therapy (CBT) for Treatment of Test Anxiety in University Students,* Explore: The Journal of Science and Healing 5.2, 2009

Brattberg, G.: *Self-Administered EFT (Emotional Freedom Techniques) in Individuals with Fibromyalgia: A Randomized Trial,* Integrative Medicine: A Clinician's Journal, August/September 2008

Church, D. / Geronilla, L. / Dinter, I.: *Psychological Symptom Change in Veterans After Six Sessions of Emotional Freedom Techniques (EFT); An Observational Study.* International Journal of Healing and Caring 9.1, 2009

Craig, G. / Bach, D. / Groesbeck, G. / Benor, D. J.: *Emotional Freedom Techniques (EFT) For Traumatic Brain Injury,* International Journal of Healing and Caring 9.2, 2009, S. 1–12

Dinter, I.: *Veterans: Finding Their Way Home with EFT,* International Journal of Healing and Caring 8.3, 2008

Feinstein, D.: *Energy Psychology in Disaster Relief,* Traumatology 141.1, 2008, S. 124–137

Feinstein, D.: *Energy Psychology: A Review of the Preliminary Evidence,* Psychotherapy: Theory, Research, Practice, Training. 45.2, 2008, S. 199–213

Green, M. M.: *Six Trauma Imprints Treated with Combination Intervention: Critical Incident Stress Debriefing and Thought Field Therapy (TFT) or Emotional Freedom Techniques (EFT),* Traumatology 8.1, 2002, 18

McCarty, W. A.: *Clinical Story of a 6-Year-Old Boy's Eating Phobia: An Integrated Approach Utilizing Prenatal and Perinatal Psychology with Energy Psychology's Emotional Freedom Technique (EFT) in a Surrogate Nonlocal Application,* Journal of Prenatal & Perinatal Psychology & Health, 21.2, 2008, S. 117–139

Mollon, P.: *Thought Field Therapy and its Derivatives: Rapid Relief of Mental Health Problems Through Tapping on the Body,* Primary Care and Community Psychiatry. 12.3/4, 2007, S. 123–127

Rowe, J. E.: *The Effects of EFT on Long-Term Psychological Symptoms,* Counseling & Clinical Psychology Journal 2.3, 2005, S. 104–111

Swingle, P. / Pulos, L. / Swingle, M.: *Effects of a Meridian-Based Therapy, EFT, on Symptoms of PTSD in Auto Accident Vic-*

tims, vorgestellt auf der Jahreskonferenz der »Association for Comprehensive Energy Psychology« in Las Vegas, 2000 (zu finden z. B. unter: *www.masteringeft.com*)

Swingle, P.: *Effects of the Emotional Freedom Techniques (EFT) Method on Seizure Frequency in Children Diagnosed with Epilepsy,* vorgestellt auf der Jahreskonferenz der »Association for Comprehensive Energy Psychology« in Las Vegas, 2000 (zu finden z. B. unter: *www.masteringeft.com*)

Swingle, P. / Pulos, L. / Swingle, M. K.: *Neurophysiological Indicators of EFT Treatment Of Post-Traumatic Stress,* 2005, Journal of Subtle Energies & Energy Medicine. 15, S. 75–86

Waite, L. W. und Holder, M. D.: *Assessment of the Emotional Freedom Technique: An Alternative Treatment for Fear,* The Scientific Review of Mental Health Practice 2.1, 2003, S.20–26

Wells, S. / Polglase, K. / Andrews, H. B. / Carrington, P. / Baker, A. H.: *Evaluation of a Meridian-Based Intervention, Emotional Freedom Techniques (EFT), in Reducing Specific Phobias of Small Animals,* Journal of Clinical Psychology 59.9, 2003, S. 943 –966

Das EFT-»Grundrezept«

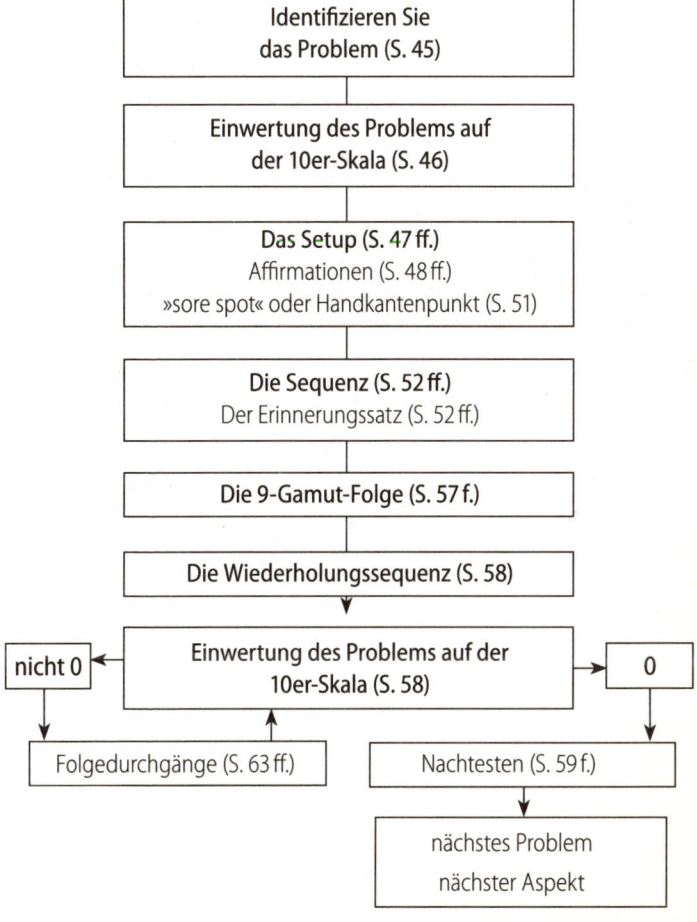

Identifizieren Sie
das Problem (S. 45)

Einwertung des Problems auf
der 10er-Skala (S. 46)

Das Setup (S. 47 ff.)
Affirmationen (S. 48 ff.)
»sore spot« oder Handkantenpunkt (S. 51)

Die Sequenz (S. 52 ff.)
Der Erinnerungssatz (S. 52 ff.)

Die 9-Gamut-Folge (S. 57 f.)

Die Wiederholungssequenz (S. 58)

nicht 0 ← Einwertung des Problems auf der
10er-Skala (S. 58) → 0

Folgedurchgänge (S. 63 ff.)

Nachtesten (S. 59 f.)

nächstes Problem
nächster Aspekt

Das EFT-Gesamtmodell

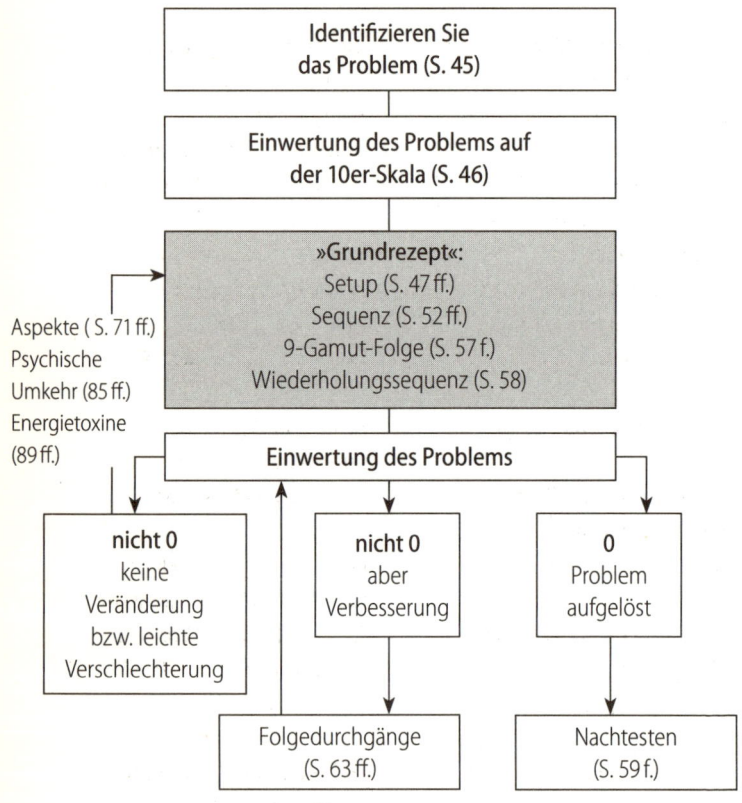

Register

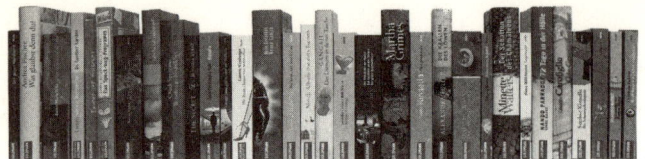
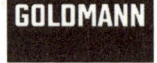